## 食疗菜精华系列丛书

# 肺结核病食疗菜

主编 吴 杰

中国医药科技出版社

**图书在版编目（CIP）数据**

肺结核病食疗菜／吴杰主编 . —北京：中国医药科技
出版社，2007.1
（食疗菜精华系列丛书）
ISBN 978-7-5067-3274-1

Ⅰ．肺… Ⅱ．吴… Ⅲ．肺结核－食物疗法－菜谱
Ⅳ.① R247.1 ② TS972.161

中国版本图书馆 CIP 数据核字（2005）第 124856 号

出版 中国医药科技出版社
地址 北京市海淀区文慧园北路甲 22 号
邮编 100082
电话 010-62244206
网址 www.cspyp.cn　　www.mpsky.com.cn
规格 889×1194mm　1/24
印张 2.75
印数 1~5000
版次 2007 年 1 月第 1 版
印次 2007 年 1 月第 1 次印刷
印刷 北京市凯鑫彩色印刷有限公司
经销 全国各地新华书店
书号 ISBN 978-7-5067-3274-1/R·2720
定价 16.00 元
本社图书如存在印装质量问题请与本社联系调换

## 内容提要

本书精选了肺结核病食疗菜 60 款，作者以简洁的文字与精美的彩图，对每款菜肴的营养成分、药理和疗效、用料配比、制作方法、成品特点与操作提示均作了详细的介绍。按书习作，您一定能烹制出集色、香、味，食养、食补、食疗于一体的美味菜肴，让您和您的亲人在享受美味的同时，拥有健康和快乐！

# 肺结核病食疗菜

主 编　吴　杰

编　委　刘　捷　夏　玲　李　松　李永江　李淑英

　　　　王彦武　吴昊天　吴昊然　郭玉华　连彩霞

　　　　赵　霞　宋美艳　潘红艳　何　旭　姜　红

摄　影　吴　杰　吴昊天

SHILIAOCAI

# 前 言

《肺结核病食疗菜》是中国医药科技出版社《食疗菜精华系列丛书》之一。

肺结核病是一种慢性、消耗性、传染性的疾病,是由结核杆菌引起的。它的症状多种多样,主要症状表现为低热、盗汗、疲倦乏力、咳嗽、痰中带血、身体消瘦等。结核病初期多感体倦乏力、食欲不振,日渐瘦弱,午后、夜间有潮热、盗汗;继后则发生咳嗽、吐痰、胸肋痛、五心烦热,痰中带血、咯血、食少体弱,脉虚无力,导致肺功能损坏。此病属于中医"肺痨"、"瘵瘵"范畴。

肺结核病患者在接受抗痨杀虫药物治疗的同时,配合适当的食疗,对身体康复是十分有益的。饮食调理是肺结核病患者在药物治疗和其他治疗中的一个重要组成部分。

中国的食补、食疗文化,是世界食文化中最辉煌的一页。中医讲究药、食同源,这是一种回归自然的自然疗法,将治病寓于日常的饮食之中,在科学合理的膳食结构调养中"吃出健康"、"吃掉疾病"、"吃出长寿"!

为了帮助肺结核病患者尽早康复、我们汇同国内著名医药师、营养学家、烹饪名师一道,以严谨的科学态度、精确的理论依据,根据肺结核病的病理特征,辨证施治;根据各种食物的不同药理和疗效,科学合理的搭配组合成各式菜肴,编辑成册。

本书精选菜肴60款,以简洁的文字与精美的彩图,对每款菜肴的营养成分、药理和疗效、用料配比、制作方法、成品特点与操作提示均作了详细的介绍,对主要制作过程还配有示范图片。图文并茂,步骤清晰。原料易取,易学易做。按书习做,您一定能烹制出集色、香、味、食养、食补、食疗于一体的美味菜肴。让您的亲人在享受美味的同时,拥有健康和快乐!

本书在编写制作过程中,承蒙四平孚泰医药有限公司、四平百草堂大药房及申东涛先生、郑玉平先生的大力支持,在此致以深深的谢意!

吴 杰

2006 年 10 月于北京

# 目 录

# 1.虫草川贝炖甲鱼

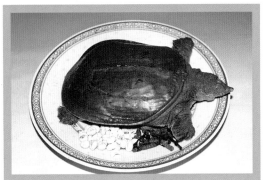

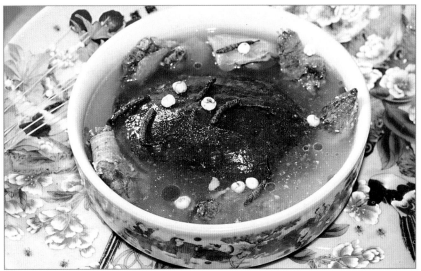

**原　　料：**

甲鱼1只，虫草5克，川贝15克，葱段、
姜片各15克，精盐3克，白糖5克，料酒
15克，胡椒粉0.5克，清汤800克，芝麻
油5克，醋2克。

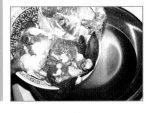
①

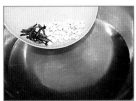
②

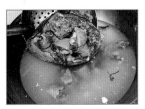
③

**制作步骤** (1) 甲鱼宰杀治净，剥下甲鱼壳，将甲鱼肉剁成块，连同甲鱼壳一同下入沸水锅中焯去血污捞出。
(2) 锅内放入清汤，下入洗净的虫草、川贝和葱段、姜片用大火烧开，改用小火煎煮10分钟左右，拣出葱段、姜片不用。
(3) 下入甲鱼肉、甲鱼壳，加入料酒、醋、精盐、白糖用大火烧开，改用小火炖至熟烂，加胡椒粉，淋入芝麻油，出锅
将甲鱼肉盛入汤碗内，甲鱼壳盖在甲鱼肉上而呈甲鱼原型即成。

**特　　点** 鱼肉鲜嫩肥美，汤汁鲜美醇厚。

**功　　效** 甲鱼肉营养丰富，可为肺结核病患者提供丰富的优质蛋白质、脂肪和丰富的钙、磷、铁、钾及多种维生素，有很好的补
益作用。中医认为，甲鱼味甘，性平，具有滋阴凉血，清热散结，益肾健胃的功能；川贝母味辛、苦，性微寒，可润肺
化痰，清肺热，除肺燥；虫草味甘，性平，可益肺平喘，止血化痰，并能抑制结核杆菌。三者在此组合同烹食用，对肺
结核阴虚肺燥、咳嗽、咯血、肺热、盗汗等患者有食疗作用。

**操作提示** 甲鱼肉要用大火焯制，以免甲鱼肉中的营养流失到水中。

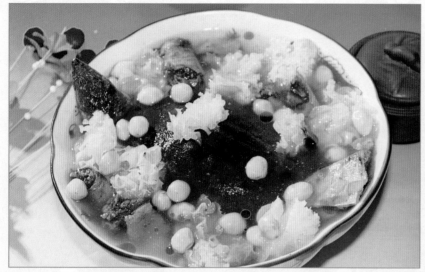

# 2. 白果银耳炖甲鱼

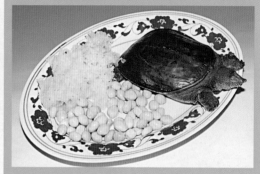

**原　料：**

甲鱼1只，白果75克，水发银耳100克，料酒、葱姜汁各15克，精盐、白糖各3克，胡椒粉0.5克，鸡汤700克，芝麻油10克。

① 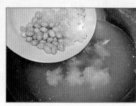 ② 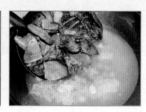 ③

**制作步骤**　(1) 银耳撕成小片。甲鱼宰杀治净，剥下甲鱼壳，甲鱼肉剁成块，连同甲鱼壳一起下入沸水锅中焯去血污捞出。

(2) 锅内放入鸡汤、料酒、葱姜汁，下入白果、银耳片烧开。

(3) 下入甲鱼肉、甲鱼壳、精盐、白糖炖至熟烂，加胡椒粉，出锅盛入汤锅内，摆成甲鱼原型即成。

**特　　点**　形态逼真，鱼肉鲜香，银耳滑嫩，汤汁鲜美。

**功　　效**　甲鱼肉营养丰富，营养价值极高，具有滋阴凉血，清热散结，益肾健骨的功效，对肺结核病患者有很好的补益作用；白果含碳水化合物、脂肪、蛋白质、银杏酸、氢化白果酸、银杏醇等，可敛肺气，定喘咳；银耳营养丰富，可润肺化痰，养阴生津，止血。三者在此组合同烹，适宜于肺结核阴虚肺燥、干咳、咯血患者食用。

**操作提示**　甲鱼肉要用大火焯制，小火炖制。

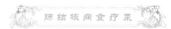

# 3. 沙锅炖龟

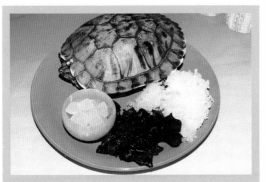

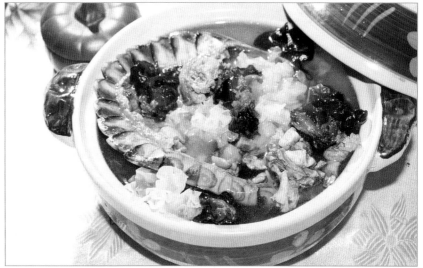

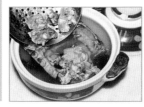 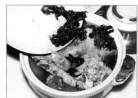 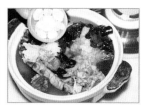

① ② ③

**原　料：**

龟1只，水发木耳、水发银耳各50克，冰糖30克，葱段、姜片各10克，料酒15克，醋3克，精盐、鸡精各3克，胡椒粉0.5克，汤800克。

**制作步骤** 　(1) 将龟宰杀洗净，剥下龟壳，继而将龟肉剁成块，下入沸水锅中焯去血污捞出。沙锅内放入汤、料酒、醋，下入龟壳、龟肉、葱段、姜片用大火烧开，改用小火炖至七成熟。

(2) 拣出葱段、姜片不用。下入撕成小片的木耳、银耳及精盐、鸡精烧开，继续用小火炖至龟肉熟烂。

(3) 下入冰糖炖至溶化，撒入胡椒粉即成。

**特　　点** 　龟肉酥烂，双耳滑糯，汤宽味鲜，咸甜适口。

**功　　效** 　龟肉含有丰富的蛋白质、脂肪、糖类、钙、磷、铁和维生素 $B_1$、维生素 $B_2$ 等。其味甘、酸，性温。入肺、肝经。有滋阴补血，益肾健骨的功能。能治骨蒸痨热。银耳味甘，性平。入肺、胃、肾经。有滋阴润肺，益胃生津的功能。木耳味甘，性平。入肺、肾经。有润肺养阴，凉血止血，补气益胃的功能。三物在此组合共用，对肺结核患者咳嗽、咳血，潮热盗汗等症状有较好的食疗效果。

**操作提示** 　龟肉要用大火焯制。

# 4.枸杞山药龟

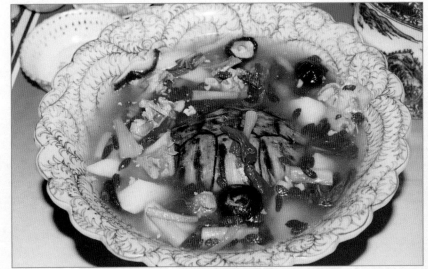

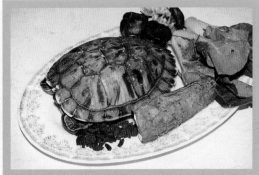

**原 料：**

乌龟1只，山药200克，枸杞子15克，水发香菇75克，油菜50克，葱段、姜片各10克，料酒15克，精盐、鸡精各3克，胡椒粉0.5克，清汤800克。

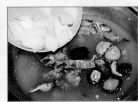

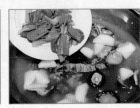

① ② ③

**制作步骤** (1) 将乌龟宰杀、洗净，剥下龟壳，龟肉剁成块，下入沸水锅中焯去血污捞出。将山药削去外皮，切成滚刀块。油菜切成段。香菇去蒂。锅内放入清汤，下入龟肉块、龟甲、香菇、葱段、姜片烧开。

(2) 加入料酒，用小火炖至七成熟。拣出葱段、姜末不用。加入精盐炖至龟肉微熟。下入山药块烧开，炖至熟烂。

(3) 下入油菜段、枸杞子、鸡精烧开，炖约2分钟，撒入胡椒粉，出锅盛入汤碗即成。

**特 点** 色泽美观，龟肉酥烂，汤汁鲜美，营养滋补。

**功 效** 枸杞子味甘，性平。入肝、肾经。有益精血，补肝肾，润肺止咳的功能。龟肉含有丰富的蛋白质、脂肪、糖类、钙、磷、铁和维生素$B_1$、维生素$B_2$等。可益阴补血，治骨蒸痨热，是重病初愈者理想的补品。香菇中含有30多种酶和18种氨基酸，还含有丰富的钙、磷、铁等营养素，对肺结核有防治作用。油菜中含有丰富的脂肪酸和多种维生素，钙、磷、铁、胡萝卜素的含量也很丰富。有清热解毒，散瘀消肿的功能。山药中含有丰富的营养素，可健脾养肺，滋补虚赢。它们在此组合同烹成菜，能补益肺气，补肾纳气，益阴补血，有利于肺结核患者的康复。

**操作提示** 油菜段入汤锅后，改用文火炖熟。

# 5. 葱香炒蟹

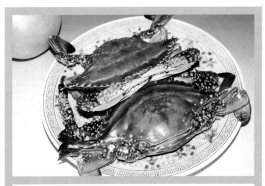

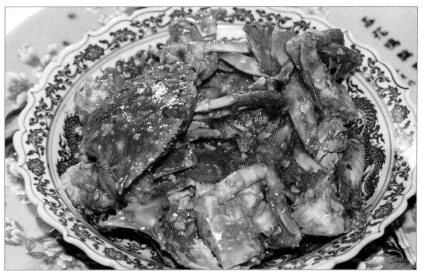

**原料:**

蟹子500克,葱末15克,蒜末5克,料酒、葱姜汁各15克,酱油5克,精盐3克,胡椒粉0.5克,面粉20克,植物油50克,湿淀粉10克,汤30克,白糖8克。

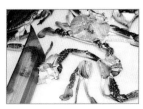
① 　　　　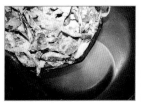
② 　　　　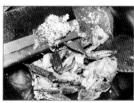
③

**制作步骤**　(1) 蟹子治净,剥下蟹壳,剁成块,用料酒、葱姜汁各半和精盐1克拌匀腌渍入味,沾匀面粉。
　　　　　　(2) 锅内放油烧热,下入蟹块、蟹壳煸炒至熟。
　　　　　　(3) 下入葱末、蒜末炒匀,烹入用余下的调料对成的芡汁翻匀,出锅装盘即成。

**特　　点**　色泽红亮,鲜嫩肥美,咸甜适口,营养丰富。

**功　　效**　蟹子营养丰富,是一种高蛋白的滋补品,还含有丰富的钙、磷、铁、维生素 (B_1、B_2、A) 和烟酸及甾醇等,可清热散血,养筋益气,滋阴补髓,清·王士雄《随息居饮食谱》谓:螃蟹能"补骨髓,滋肝阴,充胃液,养筋活血、治疽愈核。"现代医学研究认为,螃蟹有抗结核作用,食用后对结核病的康复大有补益。螃蟹与具有润肺生津作用的白糖同烹食用,可为肺结核患者补充优质蛋白质、维生素、钙、铁等营养素,有益于肺结核患者的康复。

**操作提示**　要用中火炒制。烹汁后,改用大火快速翻匀出锅。

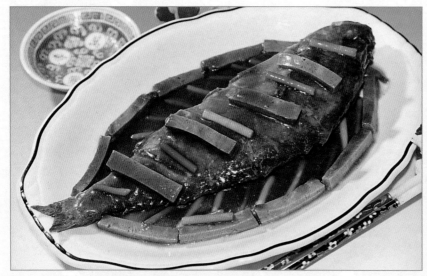

# 6.豆腐干烧黄鱼

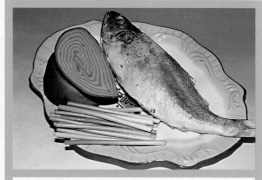

**原　料：**

净黄鱼1条，豆腐干100克，蒜薹50克，葱片、姜片各10克，料酒、酱油各10克，精盐、鸡精各3克，味精1克，胡椒粉0.5克，汤400克，植物油800克，醋2克。

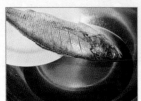 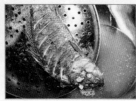 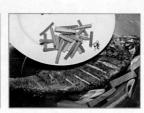

① ② ③

**制作步骤**　(1) 蒜薹切成段。豆腐干切成条。黄鱼治净，在鱼身两面均斜剞（jī 积）一字刀，下入烧至七成热的油中炸至外皮呈金黄色、脆硬捞出。

(2) 锅内留油15克烧热，下入葱片、姜片炝香，烹入料酒、醋，加汤，下入黄鱼、精盐、鸡精用大火烧开，改用小火炖至微熟。

(3) 下入豆腐干条、蒜薹炖至熟透。将鱼取出放入盘内，再摆上豆腐干、蒜薹段。锅内汤汁用大火收浓，加味精、胡椒粉、酱油，用湿淀粉勾芡，出锅浇在盘内鱼、豆腐干条、蒜薹段上即成。

**特　　点**　形态美观，鱼肉鲜嫩，咸香鲜美，营养丰富。

**功　　效**　黄花鱼营养丰富，含有17种氨基酸，并可为结核病患者提供丰富的钙、磷和维生素（$B_1$、$B_2$）；豆腐干富含蛋白质、钙、磷、铁，并可清热解毒，止咳消痰；蒜薹含大蒜辣素、蛋白质、脂肪、钙、磷、铁、挥发油等，具有抗菌消炎作用，对结核杆菌有抑制作用。三者组合同烹，可为肺结核患者提供丰富的蛋白质、钙、磷、铁、有助于结核钙化，促进康复。

**操作提示**　炸鱼时要用大火，掌握好油温。

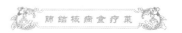

# 7.玉翠黄鱼

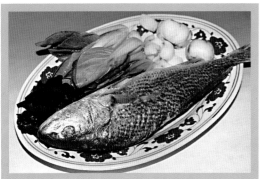

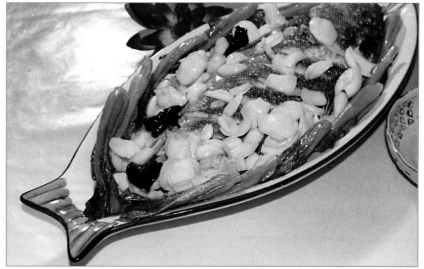

**原　料:**

净黄鱼1条,百合100克,油菜175克,水发木耳20克,料酒、葱姜汁各15克,醋3克,精盐、鸡精各3克,味精1克,胡椒粉0.5克,白糖5克,湿淀粉10克,植物油300克,汤500克。

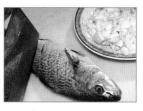　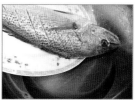　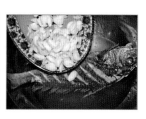

①　　　②　　　③

**制作步骤** (1) 百合掰成瓣状。油菜从中间顺长剖成两半。黄鱼治净,在鱼身两面斜剞一字刀。
(2) 锅内放油烧至七成熟,下入黄鱼煎至两面均呈金黄色时,倒入漏勺。锅内加入汤、料酒、葱姜汁,下入黄鱼、醋、精盐、鸡精、白糖,用大火烧开,改用小火炖至微熟。
(3) 下入百合瓣、木耳、油菜烧至熟透、汤浓,加味精、胡椒粉,用湿淀粉勾芡,出锅装盘即成。

**特　　点** 形态美观,鱼肉鲜嫩,百合脆嫩,咸鲜醇美。

**功　　效** 黄花鱼中含有17种氨基酸,是优质蛋白质的来源,还含有脂肪、钙、铁、磷、维生素 ($B_1$、$B_2$)、烟酸等,可补脾、益气、开胃、填精、安神、明目,对肺结核患者有很好的补益作用;百合中含蛋白质、多种生物碱、淀粉、胡萝卜素、钙、磷、铁等,可润肺止咳,清心安神;油菜中含有丰富的维生素C和钙质,可清热解毒,散瘀消肿。三者组合同烹,对肺结核久嗽、痰中带血、烦热失眠、心神不安等症有食疗作用。并可促进结核钙化。

**操作提示** 煎鱼时要用小火,大火易将鱼煎煳,下入百合后,改用中火烧熟。

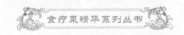

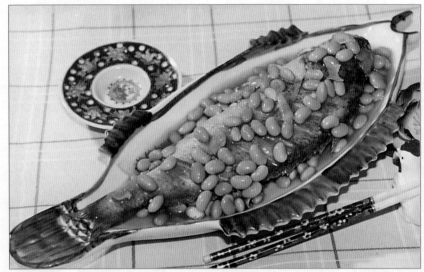

# 8.玉竹毛豆烧黄鱼

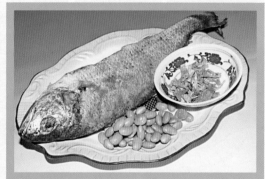

**原 料:**

玉竹15克，净黄花鱼1条，毛豆75克，葱段、姜片各10克，料酒15克，醋2克，精盐、鸡精各2克，味精1克，胡椒粉0.5克，湿淀粉10克，清汤500克，植物油800克。

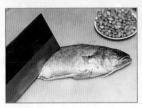 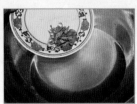 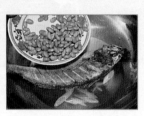

①　②　③

**制作步骤**　(1) 黄鱼治净，在鱼身两面斜剞一字刀，下入烧至七成热的油中炸至外皮脆硬，呈微黄色时捞出。
(2) 锅内放入清汤，下入玉竹用大火烧开，改用小火煎煮15分钟左右。下入葱段、姜片、黄花鱼，加入醋、料酒用小火烧开，烧至微熟。
(3) 下入毛豆、精盐、鸡精烧至熟透，用大火收浓汤汁，拣出葱、姜、玉竹不用，加味精、胡椒粉，用湿淀粉勾芡，出锅装盘即成。

**特　　点**　鱼形完整，鱼肉鲜嫩，毛豆香嫩，咸鲜味醇。

**功　　效**　黄花鱼含17种氨基酸，还含有脂肪、钙、铁、磷、维生素 ($B_1$、$B_2$)、烟酸等，可提供丰富的蛋白质和钙；毛豆含蛋白质、脂肪、碳水化合物、磷脂、钙、铁、磷、维生素 ($B_1$、$B_2$、A、E)、叶酸、烟酸、生物素、大豆黄酮苷等，可清热解毒，生津润燥。二者在此组合，配以具有养阴润燥，生津止渴功效的玉竹同烹，对肺结核肺燥干咳、肺阴虚亏、舌干口渴患者有食疗作用，并可促进结核钙化。

**操作提示**　黄鱼剞刀要深至鱼骨，入油炸时，油温不能过低。

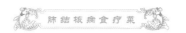

# 9.白果烧鲤鱼

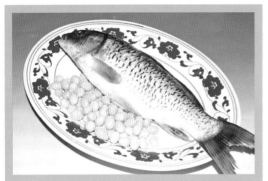

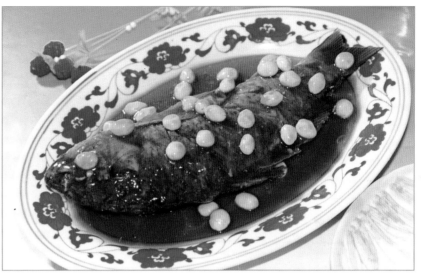

**原　料：**

净鲤鱼1条，白果100克，葱片、姜片各10克，料酒15克，酱油10克，醋2克，精盐、鸡精各3克，味精1克，胡椒粉0.5克，湿淀粉10克，汤400克，植物油600克。

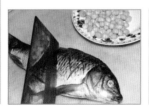
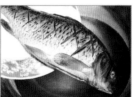
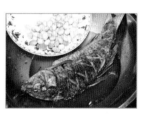

①　　　　　　　②　　　　　　　③

**制作步骤**　(1) 鲤鱼治净，在鱼身两面均剞上斜十字花刀。
　　　　　　(2) 锅内放油烧至七成热，下入鲤鱼炸至外皮脆硬、呈灰黄色捞出。锅内留油20克烧热，下入葱片、姜片炝香，捞出葱片、姜片不用，烹入料酒、醋，加汤。
　　　　　　(3) 下入鲤鱼、精盐、鸡精用大火烧开，改用小火炖至微熟。下入白果炖至熟透。用中火收浓汤汁，加入酱油、味精、胡椒粉，用湿淀粉勾芡，淋入植物油10克，出锅装盘即成。

**特　　点**　鱼肉鲜嫩，白果软嫩，咸鲜醇美，营养滋补。

**功　　效**　鲤鱼含有蛋白质、多种氨基酸、钙、磷、铁、维生素（$B_1$、$B_2$、A）、烟酸等，可为肺结核病人提供丰富的优质蛋白质、钙、磷，可使体内形成免疫球蛋白并纠正贫血症状，并可促进结核钙化；白果含碳水化合物、脂肪、蛋白质、银杏酸、氢化白果酸、银杏醇等，可敛肺气，定咳喘。二者组合同烹食用，可强身健体，止咳平喘，促进结核钙化，对肺结核患者有较好的辅助治疗作用。

**操作提示**　鲤鱼剞刀时，要深至鱼骨。炸鲤鱼时，要用大火。

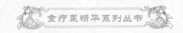

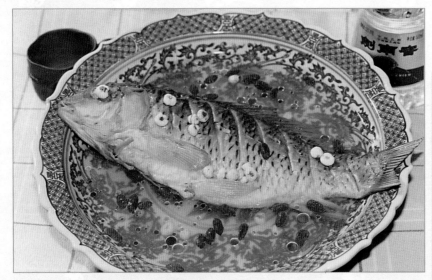

# 10. 枸杞川贝煮鲤鱼

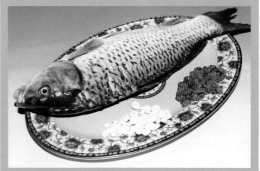

**原　　料：**

枸杞子、川贝母各15克，鲤鱼1条，葱片、姜片各15克，料酒15克，精盐、鸡精各3克，味精、醋各2克，胡椒粉0.5克，清汤800克，芝麻油5克。

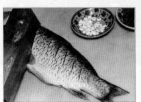
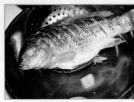
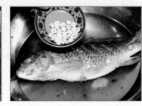

①　　　　　　②　　　　　　③

**制作步骤**　(1) 鲤鱼治净，在鱼身两面斜剞一字刀，下入沸水锅中氽烫捞出。

(2) 锅内放入清汤、料酒、醋烧开，下入鲤鱼烧开略煮。

(3) 下入川贝母、精盐煮至熟透，下入枸杞子、鸡精、味精、胡椒粉略煮。出锅盛入汤碗内，淋入芝麻油即成。

**特　　点**　鱼肉鲜嫩，汤汁清纯，咸鲜醇美，营养滋补。

**功　　效**　鲤鱼含蛋白质、多种氨基酸、钙、磷、铁、维生素（$B_1$、$B_2$、A）、烟酸等，可为肺结核病人提供优质蛋白质和丰富的钙、磷，促进结核钙化；川贝味辛、苦，性微寒，入心肺经，具有润肺化痰，清肺热，除肺燥的功能；枸杞子味甘，性平，入肝、肾经，具有补肝肾，强筋骨，润肺，明目的功效。三者在此组合同烹，是肺结核阴虚肺燥、虚咳、咯血患者的食疗保健菜肴。

**操作提示**　鲤鱼要用小火煮制，以保持汤汁的清澈。

# 11. 麻香鳗鱼干

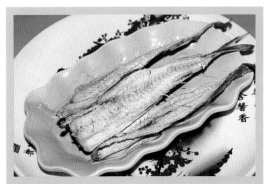

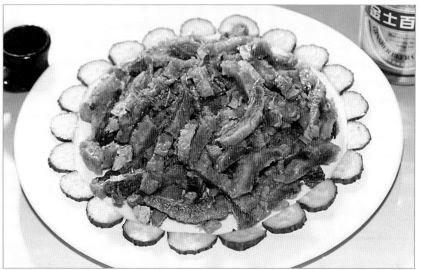

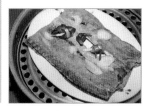
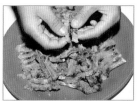
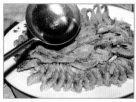

① ② ③

**原　料：**

鳗鱼干400克，料酒15克，葱结、姜片各10克，精盐3克，味精2克，白糖5克，芝麻油10克。

**制作步骤**　(1) 将鳗鱼干放入容器内，放上葱结、姜片，淋入料酒5克，入蒸锅内蒸至熟透取出，拣去葱、姜不用。

(2) 鳗鱼干放入容器内，顺着鱼纹撕成小条，放入容器内。

(3) 加入白糖、精盐、味精、芝麻油和余下的料酒拌匀，装盘即成。

**特　　点**　香浓味美，清爽可口。

**功　　效**　鳗鱼含蛋白质、脂肪、肉豆蔻酸、鳗鱼酸、钙、磷、铁、多种维生素，营养价值非常高，为上等食用鱼之一。中医认为，鳗鱼味甘，性平，具有补虚羸，祛风湿，杀虫的功能。明·缪希雍《本草经疏》谓鳗鱼"骨蒸痨瘵及五痔疮瘘人常食之，有大益也。""痨瘵"就是今天的肺结核。鳗鱼对肺结核患者有很好的补益作用。

**操作提示**　蒸制时要用大火。调味料要拌匀均。

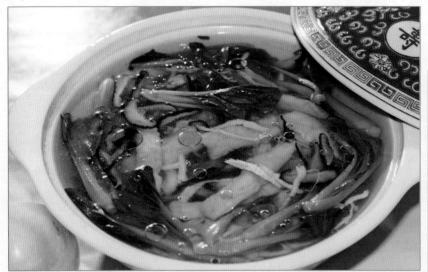

# 12.沙参玉竹鱼片汤

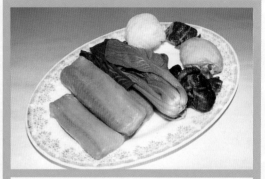

**原　料：**
净黑鱼肉300克，药包1个（内装北沙参15克，玉竹12克），熟鸡肉、水发香菇各25克，火腿15克，油菜心50克，料酒、葱姜汁各15克，精盐、鸡精各3克，味精1克，胡椒粉0.5克，清汤800克，芝麻油10克，干淀粉50克。

① ② ③

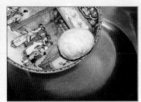 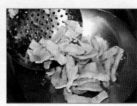

**制作步骤** （1）香菇、火腿、熟鸡肉均切成丝。黑鱼肉片成片，放在铺有干淀粉的案板上，用小木槌排敲后，切成条，下入沸水锅中焯熟捞出。
（2）锅内放入清汤，下入药包用小火煎煮20分钟左右，捞出药包不用。加入料酒、葱姜汁、精盐、鸡精用大火烧开。
（3）下入鱼条、香菇丝、油菜心、火腿丝、鸡丝烧开略炖，加味精、胡椒粉略炖，出锅盛入汤碗内，淋入芝麻油即成。

**特　　点** 色泽淡雅，鱼条滑嫩，汤汁清爽，咸香鲜美。

**功　　效** 黑鱼肉富含蛋白质，脂肪含量较少，还含有维生素（$B_1$、$B_2$）、尼克酸及丰富的钙、磷、铁、锌等营养物质，具有健脾利水，益气补血的功能；油菜含有多种维生素及矿物质，可为肺结核病人的康复提供大量的维生素C和丰富的钙质；香菇含有较丰富的香菇多糖、钙、磷、铁，对肺结核病有防治作用；鸡肉营养丰富，对肺结核患者有良好的滋补作用；北沙参可养阴润肺，益胃生津；玉竹可养阴润燥，生津止渴。将它们组合同烹食用，使此款菜肴具有润肺止咳、滋阴安神、益气养血的功能，适宜于肺阴虚内热所致的干咳少痰、心烦失眠、神疲盗汗等患者食用。

**操作提示** 鱼片沾匀面粉后，要反复按顺序排敲，使淀粉与鱼肉融为一体。

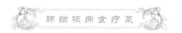

# 13.枸杞鱼片汤

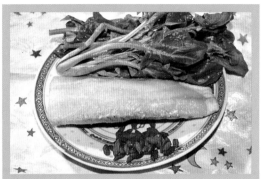

**原 料：**

黑鱼肉150克，菠菜100克，枸杞子20克，葱丝、姜丝各10克，料酒15克，精盐、鸡精各3克，味精1克，胡椒粉0.5克，干淀粉5克，鸡蛋清1个，清汤600克，芝麻油5克，植物油500克。

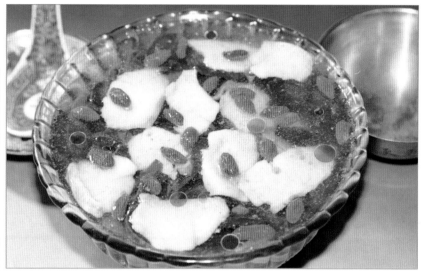

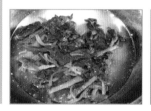
①

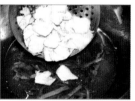
②

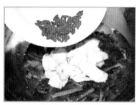
③

**制作步骤** (1) 菠菜切成段。黑鱼肉切成片，用料酒5克、精盐1克、鸡蛋清、干淀粉拌匀上浆，下入烧至四成热的植物油中滑熟，倒入漏勺。锅内放油15克烧热，下入葱丝、姜丝炝香，下入菠菜段略炒，烹入余下的料酒，加清汤烧开。

(2) 下入鱼片、精盐、鸡精烧开。

(3) 下入枸杞子、味精、胡椒粉烧开，出锅盛入汤碗内，淋入芝麻油即成。

**特 点** 色泽美观，鱼片滑嫩，菠菜软嫩，咸香鲜美。

**功 效** 黑鱼肉富含蛋白质，含有人体所需要的18种氨基酸，还含有维生素（$B_1$、$B_2$）、尼克酸及钙、磷、铁等，可健脾利水，益气补血；菠菜中所含有的维生素（A原、B、C）及蛋白质、铁等营养素均高于其他蔬菜。二者在此与具有补肝肾，强筋骨，润肺，明目作用的枸杞子同烹食用，可为肺结核患者补充丰富的优质蛋白质、维生素和铁质，有益于肺结核患者的康复。

**操作提示** 鱼片上浆要匀。滑油时火不要过大。

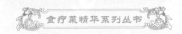
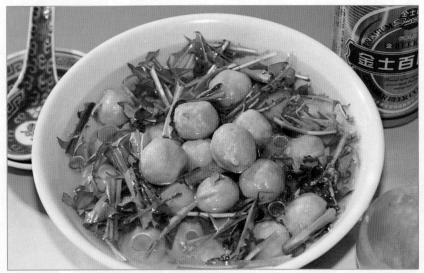

# 14.蒲公英鱼丸汤

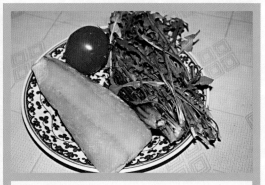

原　料：

黑鱼肉150克，蒲公英50克，番茄75克，料酒，葱姜汁各15克，精盐3克，味精1.5克，胡椒粉0.5克，高汤100克，湿淀粉、芝麻油各10克，鸡蛋1个。

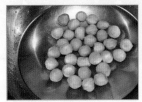 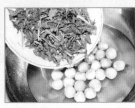 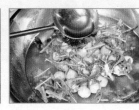

①　　　　　　　　②　　　　　　　　③

**制作步骤**　(1) 将蒲公英洗净切成段。黑鱼肉斩成茸。番茄去皮剁碎后捣成泥，放入鱼茸内，再加入鸡蛋液，胡椒粉、湿淀粉，料酒、葱姜汁各5克，精盐1克，味精0.5克，芝麻油5克，高汤25克搅匀上劲。锅内加入高汤，将鱼茸挤成丸子下入汤锅内。
(2) 加入余下的料酒、葱姜汁、精盐余至浮起熟透。
(3) 下入蒲公英段烧开，加入味精，淋入芝麻油，装碗即成。

**功　　效**　黑鱼肉蛋白质含量很高，含有18种人体所需要的游离氨基酸，并含有少量脂肪、维生素（$B_1$、$B_2$）、尼克酸、钙、磷、铁等，具有益气补血，补肾利水，强阳滋阴的功能，可促进肺结核患者的康复；蒲公英味甘、苦，性寒，具有清热解毒，消痛散结的功能；番茄中的维生素C不易遭到破坏，人体利用率高，有利于机体恢复健康。三者同烹食用，可益气补血，清热解毒，有利于结核病患者的康复。

**操作提示**　番茄要先用沸水略烫，再剥去外皮。鱼茸内加入调味料后，要顺一个方向充分搅匀上劲。鱼丸入汤锅后，要用小火煮熟，大火易将鱼丸煮碎。

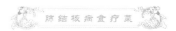

# 15. 炸蛎黄

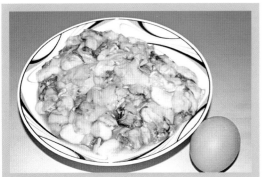

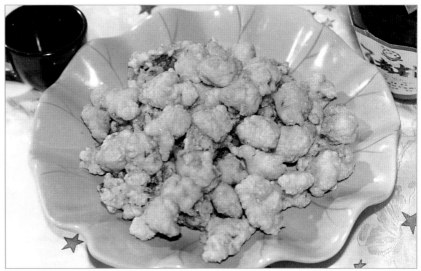

**原　料：**

蛎黄肉400克，鸡蛋1个，面粉50克，淀粉20克，料酒、葱姜汁各10克，精盐3克，鸡精、胡椒粉各1克，醋2克，植物油800克。

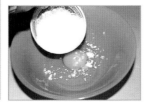

① 

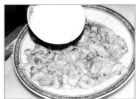

② 

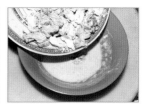

③ 

**制作步骤** 　(1) 蛎黄肉治净。鸡蛋磕入容器内，加入淀粉、面粉10克搅匀成蛋粉糊。

　　　　　　　(2) 蛎黄肉用料酒、葱姜汁、醋、精盐、鸡精、胡椒粉拌匀腌渍入味后，撒入余下的面粉拌匀。

　　　　　　　(3) 蛎黄下入蛋粉糊内拌匀，下入烧至五成热的油中炸至熟透、浮起捞出，沥去油，装盘即成。

**特　　点** 　外皮焦脆，内里软嫩，咸香鲜美，营养丰富。

**功　　效** 　蛎黄肉含蛋白质、脂肪、糖原、牛磺酸、8种人体必需的氨基酸，维生素（A、B、D、E）、铜、锌、锰、磷、钙等，可滋阴益血，清热除湿，对肺结核烦热失眠、自汗盗汗等症有食疗效果。蛎黄肉是补锌、钙的最好食品之一，因此有益于结核的钙化。但脾虚精滑及癫疝患者不宜食用。

**操作提示** 　炸蛎黄时，火不要过大，以免外煳内生。

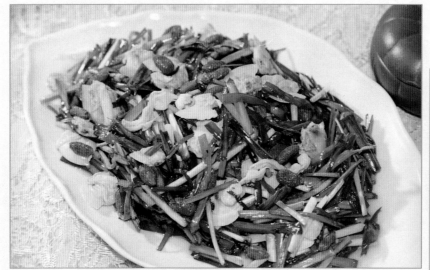

# 16.枸杞海蛤炒韭菜

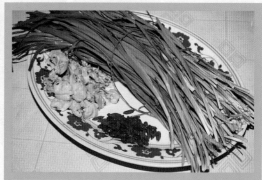

**原 料：**

韭菜350克，熟蛤蜊肉150克，枸杞子20克，料酒10克，精盐3克，味精1克，姜、蒜丝各5克，花生油20克。

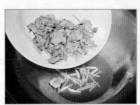 ① 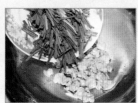 ② 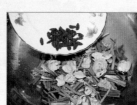 ③

**制作步骤** (1) 将韭菜切成段。炒锅内加花生油烧热，下入姜丝、蒜丝炝香，下入料酒，下入蛤蜊肉略炒。

(2) 下入韭菜翻匀，撒入精盐略炒。

(3) 下入枸杞子，味精炒匀，装盘即成。

**特 点** 色彩夺目，蛤蜊鲜嫩，韭菜脆嫩，咸鲜清香。

**功 效** 海蛤蜊肉味咸，性平，入肾经，具有清热利湿，化痰软坚的功能，对咳逆胸痹、瘰疬、痰核等症有食疗作用；韭菜味辛、甘、性温，入肾、肝经，具有散瘀血、温肾助阳的功能，对胸痹、吐血等症有食疗作用。二者配以具有补肾、润肺功效的枸杞子同烹食用，对肺结核阴虚干咳、咳嗽咯血、盗汗等症有一定疗效。

**操作提示** 蛤蜊肉要用中火炒。下入韭菜段后，改用大火速炒。

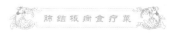

# 17.蚬肉炒蒜薹

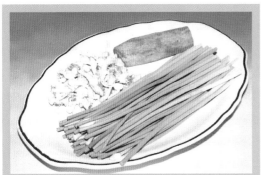

**原　料：**

蒜薹200克，熟蚬（xiǎn险，一种软体动物）肉150克，胡萝卜50克，红椒5克，料酒、葱姜汁各10克，精盐、白糖、鸡精各3克，味精1克，胡椒粉0.5克，湿淀粉10克，汤30克，植物油20克。

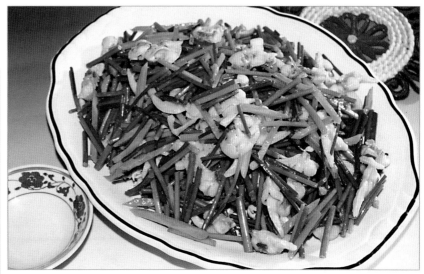

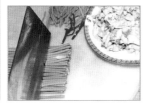
①

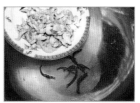
②

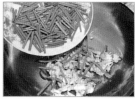
③

**制作步骤** (1) 蚬肉治净。红椒、胡萝卜均切成丝。蒜薹切成段。

(2) 锅内放油烧热，下入红椒丝炒香，下入蚬肉用中火煸炒。烹入料酒、葱姜汁炒匀。

(3) 下入蒜薹段、汤、精盐、鸡精、白糖炒匀至熟，加味精、胡椒粉，用湿淀粉勾芡，出锅装盘即成。

**特　　点** 色泽美观，蚬肉鲜香，蒜薹脆嫩，营养适口。

**功　　效** 蚬肉含蛋白质、维生素（A、B₁、B₂、B₁₂）、铁、钙、钴、牛磺酸等，可清热、解毒、利湿、消肿；蒜薹含少量蛋白质、少量脂肪、碳水化合物、膳食纤维、维生素、矿物质、大蒜辣素、挥发油等，可温中健胃，解毒杀菌，有很好的抗菌消炎作用，特别对结核杆菌等有明显的抑制或杀灭作用，二者在此配以可清热解毒、止咳的胡萝卜，同烹食用，可有效杀灭结核杆菌，促进结核钙化。对肺结核肺热咳嗽有一定食疗作用。

**操作提示** 蒜薹段要用大火炒，勾芡一定要薄。

# 18.蚬肉烧茄条

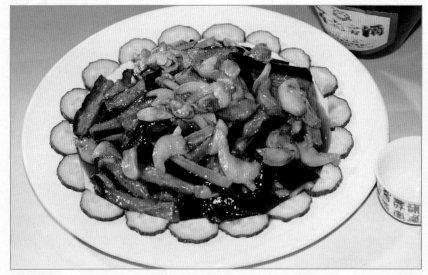

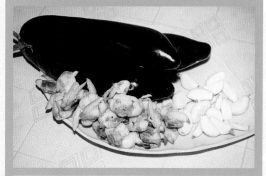

**原　料：**

茄子300克，熟蚬肉100克，蒜瓣50克，料酒、葱姜汁各15克，酱油8克，精盐、鸡精各3克，味精1克，胡椒粉0.5克，湿淀粉10克，清汤50克，植物油600克。

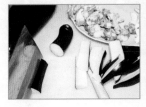①　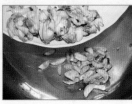②　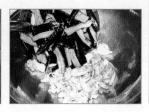③

**制作步骤**　(1) 将蚬肉治净。蒜瓣切成条。茄子去蒂，切成条。锅内放植物油烧至七成热，下入茄条冲炸一下，立即捞出。
(2) 锅内留油20克烧热，下入蒜条炸黄，下入蚬肉炒匀，加入料酒、葱姜汁略炒。
(3) 下入茄条、酱油、清汤、精盐、鸡精烧至入味，加味精、胡椒粉，用湿淀粉勾芡，出锅装盘即成。

**特　　点**　色泽美观，蚬肉鲜嫩，茄条柔软，蒜香浓郁。

**功　　效**　蚬肉含蛋白质、维生素（A、B₁、B₂、B₁₂）、铁、钙、钴、牛磺酸等，具有清热、解毒、利湿、消肿的功能；茄子含维生素（B、C、A原、P）、少量糖类、少量脂肪、少量蛋白质、矿物质等，具有清热凉血、活血消肿、止痛的功能；大蒜含大蒜辣素、蛋白质、脂肪、钙、磷、铁、挥发油等，具有温中健脾、解毒杀菌的功效。对肺结核等疾病有食疗作用。三者同烹食用，对肺结核低热有食疗作用，并可为肺结核患者补充丰富的蛋白质、维生素、铁、钙等营养素，促进患者早日康复。

**操作提示**　茄条炸至变软即可，炸制时间不能过长。勾芡要薄而匀。

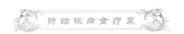

# 19.枸杞蛤蜊炖油菜

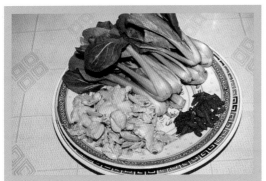

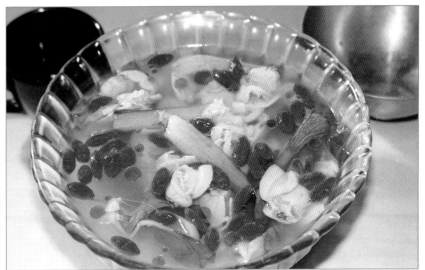

**原　料：**

熟蛤蜊肉150克，油菜150克，枸杞子18克，料酒、葱姜汁各10克，精盐3克，味精2克，白糖5克，胡椒粉0.5克，鸡清汤700克，芝麻油10克。

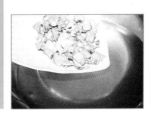

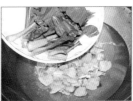

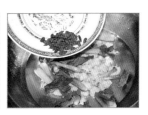

① ② ③

**制作步骤** （1）枸杞子洗净。油菜切成两段。蛤蜊肉下入沸水锅中焯透捞出。

（2）锅内放入鸡清汤、料酒、葱姜汁，下入蛤蜊肉用大火烧开。下入油菜段烧开，改用中火略炖。

（3）下入枸杞子、精盐、白糖、味精、胡椒粉略炖，出锅盛入汤碗内，淋入芝麻油即成。

**特　　点** 色泽美观，蛤蜊鲜嫩，油菜脆嫩，汤汁鲜美。

**功　　效** 油菜味辛，性凉，归肺、肝、脾经，具有清热解毒，散瘀消肿的功能。油菜富含钙质，可为结核病痊愈过程中出现钙化，供给大量钙质；蛤蜊肉味咸，性寒，有滋阴润燥，利水消肿，软坚散结的功效，对咳逆胸痹、瘰疬、痰核等症有疗效；枸杞子可补肝肾，润肺、明目。三者同烹食用，对肺结核阴虚盗汗有较好的疗效，并可促进结核钙化。

**操作提示** 蛤蜊肉要用大火焯制。

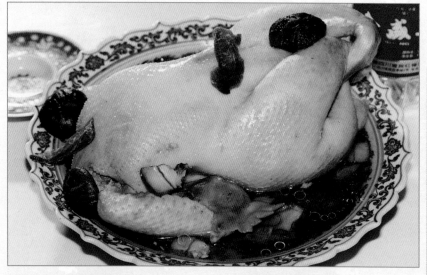

# 20.香菇蒸仔鸡

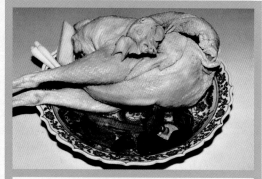

**原　料：**

净仔鸡1只，水发香菇、火腿各50克，葱、姜各15克，料酒15克，精盐3克，味精2克，胡椒粉0.5克，清汤1000克，芝麻油10克。

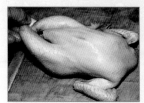 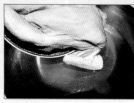 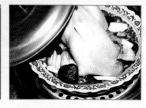

① ② ③

**制作步骤**
(1) 葱切成段。姜、火腿均切成片。仔鸡治净，整理成型。
(2) 仔鸡下入沸水锅中焯透捞出，洗净血污，放入容器内，用精盐、料酒抹匀鸡身内外，腌渍入味。
(3) 葱段、姜片、香菇、火腿片放入盛有仔鸡的容器内，加入清汤，入蒸锅内蒸至鸡肉酥烂取出，拣出葱段、姜片不用。加入味精，淋入芝麻油即成。

**特　　点**　鸡肉细嫩酥烂，汤汁鲜美异常。

**功　　效**　鸡肉味甘，性温，入脾、胃经，具有温中补脾、益气养血、补肾益精的功效。现代营养学研究认为，鸡肉为高蛋白、低脂肪的营养食品，含不饱和脂肪酸、多种矿物质和多种维生素、尼克酸、甾醇等成分，是磷、铁、铜、钙、锌的良好来源；香菇味甘，性平，入胃、肝经，具有益肾助食，化痰治风，理气破血，托痘毒的功能。现代药理研究表明，香菇中含有干扰素诱生剂，可以诱导人体内产生干扰素，可以防治病毒的传染。二者组合同烹，对肺结核肺气两虚患者有较好的补益作用，促进早日康复。

**操作提示**　仔鸡要用大火焯制、大火蒸制。

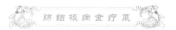

# 21. 兰花鸡翅

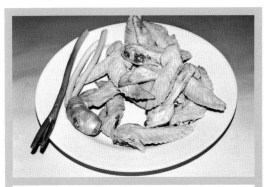

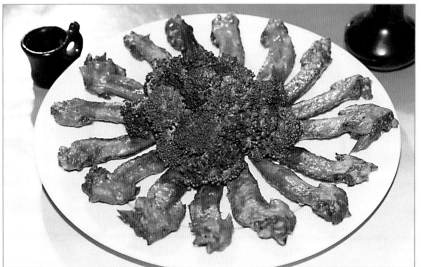

**原　料：**

鸡翅400克，西兰花100克，葱、姜各20克，料酒、酱油各15克，精盐3克，味精、鸡精各2克，白糖25克，清汤800克，香油8克。

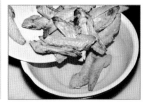
①

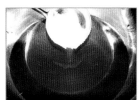
②

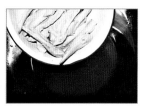
③

**制作步骤** (1) 西兰花切成块。葱切成段。姜切成片。鸡翅剁去翅尖治净，下入盛有冷水的容器内浸泡约30分钟左右捞出，沥去水。

(2) 西兰花下入沸水锅内焯透捞出，投凉，沥去水后，放入容器内，加入精盐1克，味精、鸡精、香油拌匀腌渍入味。另将锅内放清汤，加入料酒、酱油、白糖和余下的精盐用大火烧开。

(3) 下入葱段、姜片煮至汤汁味浓，捞出葱段、姜片不用。下入鸡翅用大火烧开后，改用小火炖至鸡翅酥烂捞出，沥去汤汁，摆入盘内，再将腌渍入味的西兰花放在盘中间即成。

**特　　点** 鸡翅香烂甜美，兰花清鲜爽口。

**功　　效** 西兰花味甘，性凉，营养全面，富含维生素C、胡萝卜素等。现代医学研究认为，西兰花对肺病咳嗽、便秘等症有益；鸡肉味甘，性温，具有温中补脾，益气养血，补肾益精的功能。二者同烹，适宜于气阴两虚型肺结核患者食用。

**操作提示** 鸡翅一定要用冷水浸泡，去除血水。

# 22.扒双蔬凤翅

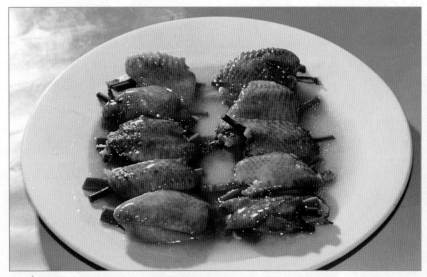

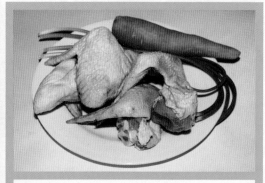

**原　料：**

鸡翅膀800克，胡萝卜、蒜薹各40克，料酒15克，葱姜汁10克，精盐3克，味精2克，胡椒粉0.5克，湿淀粉10克，汤75克，香油10克。

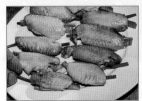　①　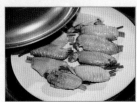　②　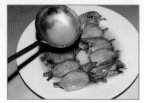　③

**制作步骤**
（1）胡萝卜切成条。蒜薹切成段。鸡翅膀取中段治净，下入沸水锅中焯透捞出，剔去鸡骨，逐个插入胡萝卜条、蒜薹段。
（2）放入蒸锅内蒸熟取出。
（3）锅内放汤，加入料酒、葱姜汁、精盐、味精、胡椒粉炒开，用湿淀粉勾芡，淋入香油，出锅浇在盘内鸡翅上即成。

**特　　点**　色泽鲜亮，咸香软嫩，营养丰富。

**功　　效**　蒜薹味辛、甘，性温，入脾、胃、肺经，具有温中健胃，解毒杀虫的功能，对肺结核病有食疗作用；胡萝卜味甘，性平，入肺、脾经，具有健脾消食，补肝明目，下气止咳，清热解毒的功效，对肺热咳嗽有食疗作用；鸡肉味甘、性温，归脾、胃经，具有温中补脾，益气养血，补肾益精的功能，对肺结核有辅助治疗作用。三者同烹，可补气养血，润肺止咳，适宜于肺结核病患者食用。

**操作提示**　鸡翅要用大火蒸熟。芡汁要稠稀适中。

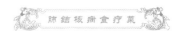

# 23.百合炖乌鸡

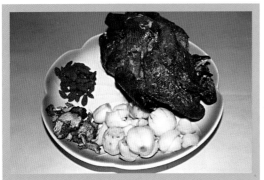

**原　料：**

净乌鸡1只，百合150克，枸杞子15克，黄精10克，料酒、葱姜汁各10克，精盐3克，味精1克，清汤800克。

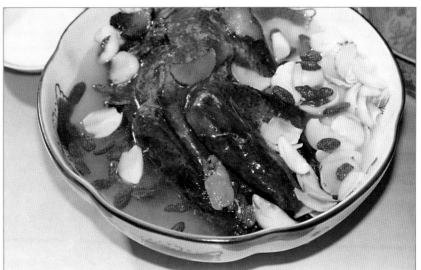

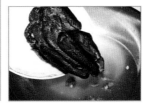　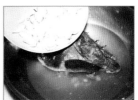　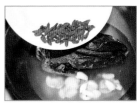

①　　　　　　②　　　　　　③

**制作步骤** （1）将百合掰开洗净。乌鸡下入沸水锅内焯透捞出。锅内加清汤，下入黄精煮约10分钟，下入乌鸡炖至七成熟。
（2）下入百合、料酒、葱姜汁、精盐略炖。
（3）下入枸杞子，炖至乌鸡熟烂，加入味精，出锅装碗即成。

**特　　点** 鸡肉酥烂，百合爽嫩，汤汁鲜美，营养丰富。

**功　　效** 乌鸡味甘，性平，具有补肾、强肝、补血、益气、退虚热的功效，含有丰富的营养成分，对贫血、妇女体弱、肺结核、神经衰弱等均有辅助治疗作用；百合味甘，微苦，性平，入心、肺经，具有润肺止咳，清心安神的功能，对肺痨久嗽、咳唾痰血、虚烦惊悸等有一定疗效；黄精味甘，性微温，具有补脾润肺，生津止渴的功效，对肺虚咳嗽有一定疗效。现代药理研究认为，黄精对结核杆菌有明显的抑制作用；枸杞子可滋肾、润肺。此款菜肴可滋阴润肺，补虚益精，对气阴两虚型肺结核有一定疗效。

**操作提示** 黄精入清汤锅后，要用小火煎煮。乌鸡要用大火焯制，小火炖制。

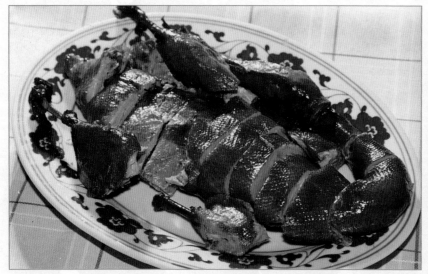

# 24.吉利堂酱鸭

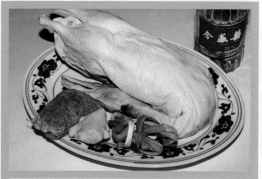

**原　料：**

净鸭子1只，药包1个（内装北沙参、玉竹各12克，五味子、麦冬各8克），葱结、姜块各20克，料酒、酱油各20克，精盐5克，清汤1000克，芝麻油10克。

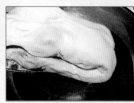 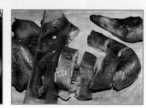

① ② ③

**制作步骤**　(1) 姜块拍松。鸭子治净。锅内放入清汤，下入药包用小火煎煮30分钟左右，捞出药包不用。下入冰糖。
(2) 加入料酒、酱油、精盐，下入鸭子煮至熟烂取出，沥去汤汁，刷上芝麻油。
(3) 鸭子斩成件，按原型码入盘内即成。

**特　　点**　色泽红润，鲜嫩肥美，咸甜适口，营养滋补。

**功　　效**　鸭肉味甘、咸，性微寒，入脾、胃、肺、肾经，具有滋阴养胃，利水消肿，健脾补虚的功效，适用于体内有热、上火的人食用；北沙参味甘，性微寒，具有养阴润肺，益胃生津的功能，对肺虚肺热、干咳少痰、咯血等症有一定疗效，麦冬可润肺清心，益胃生津，主治燥咳痰黏等症；玉竹可养阴润燥，生津止渴，主治咽干，肺热干咳等症；五味子可敛肺止咳，滋肾涩精，主治肺虚咳嗽等症。四味草药与鸭肉同烹食用，可润肺止咳，滋阴安神，对肺结核属阴虚肺燥所致的心烦失眠、干咳少痰、神疲盗汗等症患者有一定疗效。

**操作提示**　鸭子要用小火煮制，随时撇去汤中的浮沫。

# 25.吉利堂虫草扣鸭

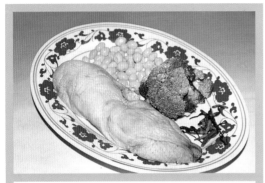

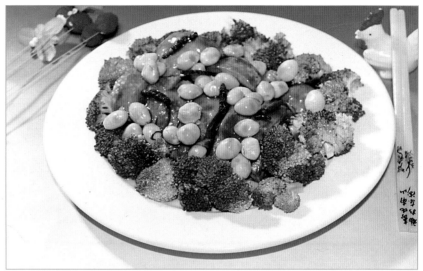

**原　料：**

净鸭子400克，西兰花200克，白果50克，虫草5克，葱段、姜片各10克，料酒、葱、姜汁各15克，精盐4克，味精2克，鸡精3克，胡椒粉0.5克，湿淀粉10克，汤50克，芝麻油10克，植物油20克。

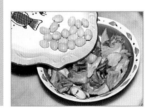 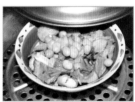 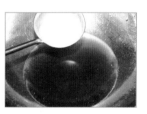

①　　　　　②　　　　　③

**制作步骤** (1) 西兰花切成小块。鸭子剁成长条块，下入沸水锅中焯透捞出。将虫草撒入碗内，再放入1/2的白果，摆入鸭肉块，放上葱段、姜片、余下的白果，加入料酒10克，精盐3克、汤。
(2) 入蒸锅内用大火蒸至熟烂取出，汤汁滗（bì毕）入锅内，鸭肉扣在盘内。
(3) 锅内汤汁烧开，加入味精1克、胡椒粉、芝麻油炒匀，用湿淀粉勾芡，出锅浇在盘内虫草鸭块上。另将锅内放植物油烧热，下入西兰花和余下的调料炒匀至熟，出锅同摆在鸭肉周围即成。

**特　点** 色泽美观，鸭肉酥烂，咸香鲜美，营养丰富。

**功　效** 西兰花营养丰富，富含维生素（A原、C），是一种营养齐全的高档蔬菜，可爽喉、润肺、止咳；鸭肉味甘、咸、性寒，可滋阴润肺，化痰止咳；白果味甘、苦、涩，性平，归肺、肾经，可敛肺气，定咳喘；虫草味苦，性平，入肺、肾经，可益肺平喘，止血化痰，并可抑制结核杆菌。四者在此组合同烹食用，对肺肾阴虚所致痨咳、咯血、自汗盗汗等症肺结核患者有很好的食疗效果。

**操作提示** 鸭肉块要皮朝下摆入碗内。芡汁要稠稀适中。西兰花要用大火速炒。

# 26.鸭肉扣鱼干

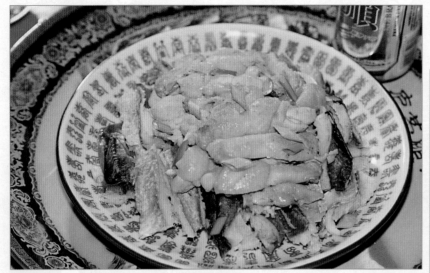

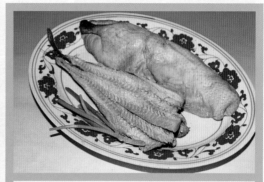

**原　料：**

净鸭子300克，鳗鲞（xiǎng想，鳗鱼干）300克，葱段20克，姜片10克，料酒、葱姜汁各25克，精盐、鸡精各3克，味精2克，胡椒粉0.5克，白糖10克，芝麻油10克。

① ② ③

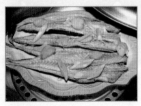 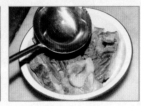 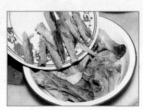

**制作步骤**　(1) 鸭子煮熟，剁成块。鳗鲞放入容器内，加入料酒5克、葱段10克、姜片，放入蒸锅内蒸熟取出，拣去葱、姜不用。鳗鲞撕成条，放入容器内，加入料酒8克、精盐、白糖、鸡精、味精、芝麻油各半拌匀。

(2) 鸭肉块放入容器内，加入余下的精盐、料酒、葱姜汁、鸡精、味精和胡椒粉拌匀腌渍入味。将盘内刷上余下的芝麻油，鸭块皮朝下码入盘内。

(3) 将鳗鲞放在鸭块的上面，入蒸锅内用大火蒸至熟烂取出，扣入盘内，撒上余下的葱段即成。

**特　　点**　鸭肉酥烂，鳗鲞清爽，香鲜味醇，营养滋补。

**功　　效**　鳗鱼含蛋白质、脂肪、肉豆蔻酸、鳗鱼酸、钙、磷、铁、多种维生素，营养价值很高，是上等食用鱼之一。是肺结核患者的保健食品；鸭肉含蛋白质、脂肪、维生素（$B_1$、$B_2$）、烟酸等，其脂肪中主要是不饱和脂肪酸，易于消化，能补中益气，滋阴补虚。二者组合同烹，是肺结核患者的理想保健菜肴，有益于病人的康复。

**操作提示**　鸭肉块一定要在充分入味后，再入锅蒸制。

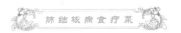 

# 27.虫草双笋扣鸭肉

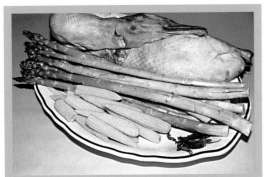

**原　料：**

净鸭子300克，芦笋、玉米笋各125克，虫草5克，料酒、葱姜汁各20克，精盐3克，味精、鸡精各3克，胡椒粉0.5克，酱油5克，植物油30克，湿淀粉15克。

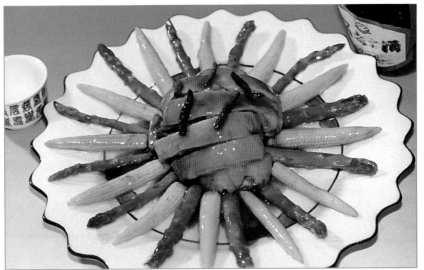

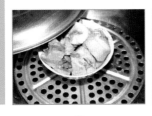
①

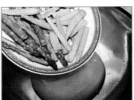
②

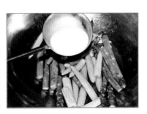
③

**制作步骤** (1) 芦笋切成段。鸭肉治净剁成条块。虫草洗净后，放入碗底，上面摆上鸭肉块。加入酱油和料酒、葱姜汁各半，入蒸锅内蒸至熟烂。

(2) 锅内放油烧热，下入芦笋段、玉米笋煸炒，烹入余下的料酒、葱姜汁炒匀。加入精盐1.5克、鸡精炒匀至熟。

(3) 加味精1克，用湿淀粉7克勾芡，出锅摆入盘内。将鸭肉取出，汤汁滗入锅内，鸭肉扣在盘的中间。锅内汤汁烧开，加胡椒粉和余下的精盐、味精炒匀，用余下的湿淀粉勾芡，出锅浇在鸭肉上即成。

**特　　点** 造型别致，双笋鲜嫩，鸭肉酥烂，营养滋补。

**功　　效** 虫草味甘，性平，入肺肾经，具有补肾壮阳，填精强身，益肺平喘，止血化痰的功效。现代研究表明，虫草能有效抑制结核杆菌；鸭肉含丰富的蛋白质，其味甘、咸、性寒，可除痨热骨蒸、咳嗽；芦笋味甘，性寒，可清肺止渴；玉米笋可为结核病人补充蛋白质、碳水化合物。四者在此组合同烹食用，对肺结核肺虚久咳、咯血、虚喘劳咳、盗汗自汗等症状均有疗效。

**操作提示** 鸭肉要用大火蒸制。芦笋、玉米笋要用中火炒制。芡汁要稠稀适中。

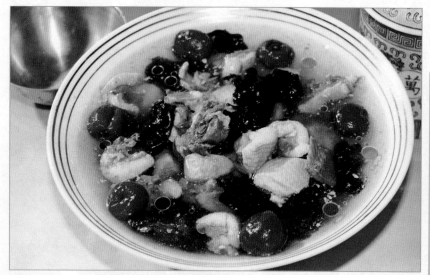

# 28.大枣木耳炖鸭块

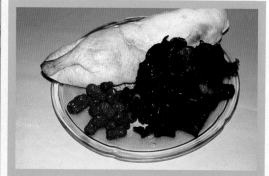

**原 料：**

净鸭子400克，水发木耳100克，大枣50克，葱段10克，姜片15克，料酒15克，精盐3克，味精2克，胡椒粉0.5克，汤800克，芝麻油10克，植物油15克。

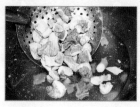
①

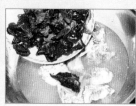
②

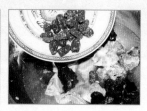
③

**制作步骤**　(1) 木耳切成小片。鸭肉剁成块，下入沸水锅中焯透捞出。锅内放入植物油烧热，下入葱姜、姜片炝香，烹入料酒，加汤烧开。下入鸭块烧开，炖至六成熟。

(2) 下入木耳、精盐略炖，撇净浮沫。

(3) 下入大枣炖至熟烂，加味精、胡椒粉略炖，出锅盛入汤碗内，淋入芝麻油即成。

**特　　点**　鸭肉香烂，木耳脆嫩，汤汁鲜美，营养滋补。

**功　　效**　鸭肉含蛋白质、脂肪、维生素 ($B_1$、$B_2$、A、E)、钾、钠、钙、镁、铁、磷、锌、硒等，营养比较全面。中医认为，鸭肉味甘、咸、性凉，具有滋阴养胃，利水消肿的功能，可除痨热骨蒸、咳嗽等症；木耳味甘，性平，可润肺养阴，凉血止血，补气益胃；大枣味甘，性温，可补中益气，养血安神。三者在此组合同烹，对肺结核阴虚肺燥患者，症状表现为咯血、痨咳、自汗盗汗者有一定疗效。

**操作提示**　鸭块要用大火焯制。炖制时，要用小火。

# 29.白果炖鸭块

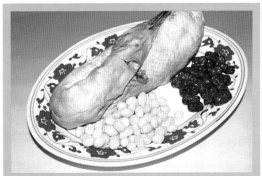

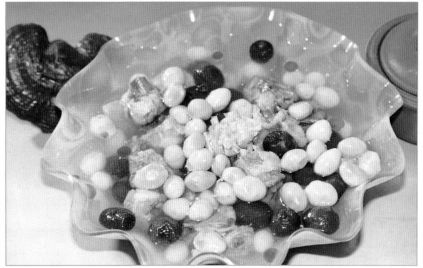

**原　料：**

净鸭400克，白果100克，红枣50克，料酒、葱姜汁各10克，精盐3克，味精1克，清汤800克，芝麻油5克。

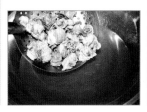

①

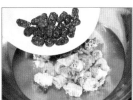

②

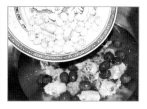

③

**制作步骤**　(1) 将净鸭剁成块，下入沸水锅中焯透捞出。锅内加清汤，下入鸭块，加料酒、葱姜汁烧开。

(2) 下入红枣、加入精盐炖至鸭块八成熟。

(3) 下入白果，继续炖至熟烂，加入味精，淋入芝麻油，装碗即成。

**特　　点**　色泽美观，鸭肉香烂，白果软嫩，汤汁鲜美。

**功　　效**　鸭肉味甘、咸、性寒，具有滋阴养胃，利水消肿，清虚热的功效，并含丰富的动物蛋白质，适宜于体内有热、上火的人食用，对治疗咳嗽痰少、咽喉干燥等症有一定疗效；白果味酸、涩，性寒，入肺、脾、胃、大肠经，具有消痰、燥湿、止血、解毒等功能；大枣味甘，性温，可补中益气，养血安神。三者组合同烹，可平喘止咳，滋阴润肺，补血养血，是肺结核患者的理想保健菜肴。

**操作提示**　鸭块要用大火焯制、小火炖制。

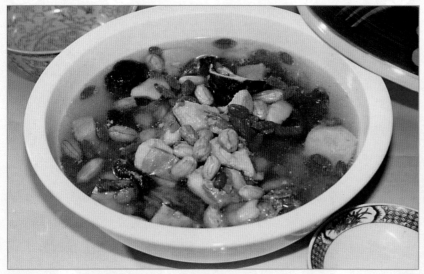

# 30.花生香菇炖鸭块

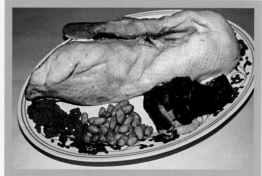

**原　料：**

净鸭子500克，水发香菇，花生米各75克，枸杞子20克，料酒、葱段、姜片各10克，精盐3克，味精1克，胡椒粉0.5克，鲜汤800克，植物油20克。

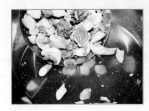 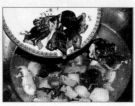 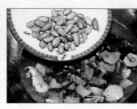

①　　　　　　　②　　　　　　　③

**制作步骤** （1）将香菇大的切成两半。净鸭剁成块，下入沸水锅中焯透捞出。炒锅内加植物油烧热，下入葱段、姜片炝香，烹入料酒，加鲜汤、下入鸭块炖至五成熟。

（2）下入香菇，加入精盐炖开，撇净浮沫。

（3）下入花生米，胡椒粉炖至熟烂，加入枸杞子炖开，加入味精，出锅装碗即成。

**特　　点** 鸭肉香烂，花生香嫩，香菇滑软，汤汁鲜香。

**功　　效** 鸭肉味甘、咸，性寒，具有补中益气，滋阴补虚的功能，对体内有热、上火的人有益；香菇营养丰富，含有30多种酶和18种氨基酸，据报道，对肺结核有治疗作用；花生中所含的维生素K是一种凝血素，具有良好的止血作用，对肺结核咯血有较好的疗效；枸杞子可补肝肾，益精血、润肺、明目。四者组合同烹食用，对肺结核阴虚肺燥、咯血患者有较好的辅助疗效。

**操作提示** 鸭肉块要用大火焯制，小火炖制。

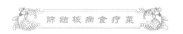

# 31.五味百部鸽子煲

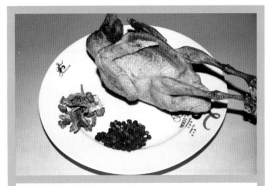

**原　料：**

净乳鸽1只，五味子、百部各10克，料酒、
葱姜汁各10克，精盐3克，味精1克。

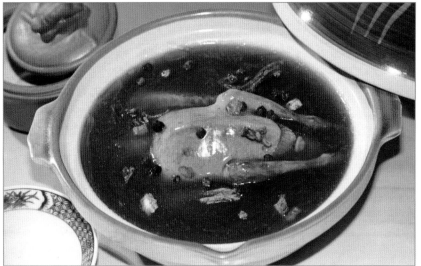

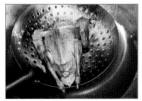

①

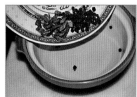

②

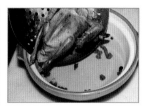

③

**制作步骤**　(1) 将净乳鸽下入沸水锅中焯去血污捞出。

(2) 沙锅内加水，下入五味子、百部煮约10分钟。

(3) 下入焯好的乳鸽，加料酒、葱姜汁，精盐炖至鸽子熟烂，加入味精即成。

**特　　点**　鸽肉酥烂，汤汁咸香，营养滋补。

**功　　效**　鸽肉含有丰富的蛋白质、铁、磷、钾等，含脂肪较少。中医认为，鸽肉味甘，性平，具有补肝肾，益气血的功效；百部味甘、苦，性微温，具有润肺止嗽的功效，对肺痨咳嗽、寒热咳嗽等症有很好的疗效；五味子味酸、咸，性温，具有敛肺止咳，滋肾涩精的功效，对肺虚咳嗽等症有一定疗效。两叶草药与鸽子同烹，可滋肾、润肺、止咳，有利于结核病人的康复。

**操作提示**　鸽子要用大火焯制，小火炖制。

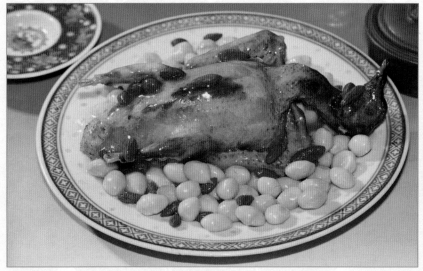

# 32.吉利堂白果蒸鸽

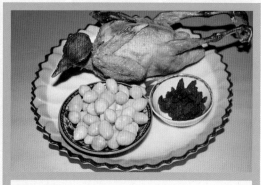

**原　料:**

净乳鸽1只, 白果50克, 枸杞子15克, 料酒、葱姜汁各10克, 精盐、鸡精各3克, 味精2克, 胡椒粉0.5克, 汤600克, 芝麻油10克, 湿淀粉10克。

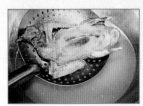 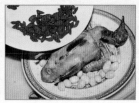 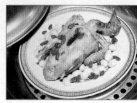

**制作步骤** (1) 乳鸽治净, 剁去脚爪, 下入沸水锅中焯透捞出。分将锅内放入汤、料酒、葱姜汁、精盐、鸡精, 下入乳鸽用大火烧开, 改用小火炖至熟烂取出, 沥去汤汁。
(2) 乳鸽放入容器内, 加入白果、枸杞子。
(3) 入蒸锅内蒸至熟烂取出。锅内汤汁用大火收浓, 加入味精、胡椒粉、芝麻油, 用湿淀粉勾芡, 出锅浇在盘内乳鸽、白果、枸杞子上即成。

**特　　点** 色泽美观, 鸽肉酥烂, 咸香鲜美, 营养滋补。

**功　　效** 鸽肉富含蛋白质, 而脂肪含量极低, 营养丰富, 益于消化, 可补肝肾, 益气血; 白果含碳水化合物、脂肪、蛋白质、银杏酸、氢化白果酸、银杏醇等。中医认为, 白果味甘、苦、涩, 性平, 归肺、肾经, 可敛肺定喘。二者与可润肺止咳、滋补肝肾的枸杞子组合同烹成菜, 可润肺补肾, 益气养血, 止咳平喘, 适宜于肺结核肺气两虚患者食用。

**操作提示** 乳鸽要用大火焯制、大火蒸制。

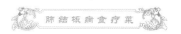

# 33. 黄精虫草炖肉鸽

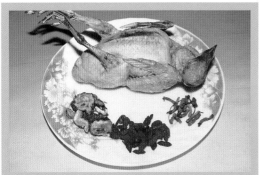

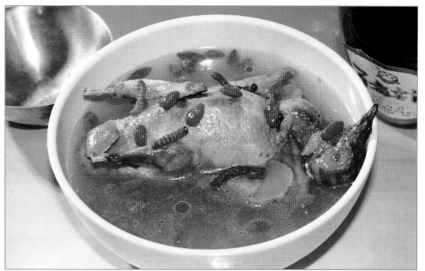

**原　料：**

净肉鸽1只，黄精、枸杞各10克，虫草5克，料酒、葱姜汁各15克，精盐3克，味精1克，芝麻油5克。

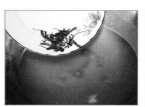

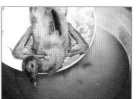

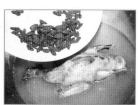

① ② ③

**制作步骤**　(1) 将鸽子剁去脚爪，双翅别在脖后。锅内加水、黄精烧开，下入虫草煮约10分钟。

(2) 将肉鸽下入汤锅中烧开，撇净浮沫，加入料酒、葱姜汁，炖至肉鸽九成熟。

(3) 将枸杞洗净，下入汤锅，加精盐炖至鸽子熟烂，加入味精，淋入芝麻油；出锅装碗即成。

**特　　点**　形态美观，鸽肉酥烂，咸香适口，营养滋补。

**功　　效**　鸽肉营养丰富，含有丰富的蛋白质，所含微量元素和维生素也比较均衡，而且易于消化吸收，能补肝肾，益气血，祛风解毒，对肺结核虚羸少气有很好的滋补作用；黄精能润肺滋阴，补脾益气；虫草可益肺平喘，止血化痰，并能抑制结核杆菌；枸杞子可补肝肾，润肺。四者在此组合同烹食用，可补虚损，益气血，对肺肾阴虚所致的痨咳、咯血、自汗盗汗等症患者有一定的食疗作用。

**操作提示**　黄精、虫草要用小火煎煮。肉鸽要用小火炖制。

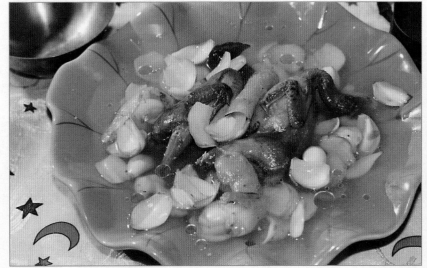

# 34. 玉竹百合炖鹌鹑

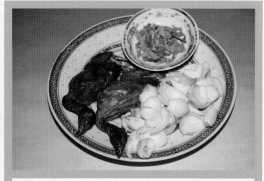

**原 料：**

鹌鹑2只，百合125克，玉竹10克，精盐3克，味精1克，料酒、葱姜汁各10克，芝麻油5克，胡椒粉0.5克。

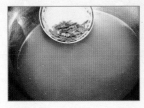 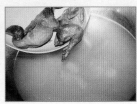 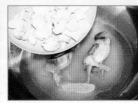

① ② ③

**制作步骤**　(1) 将鹌鹑剁去脚爪，下入沸水锅中焯去血污捞出。锅内加入汤，下入玉竹煮约10分钟。

(2) 下入鹌鹑，料酒、葱姜汁炖至七成熟。

(3) 下入百合，加入精盐、胡椒粉，炖至熟烂，加入味精，淋入芝麻油，出锅装碗即成。

**特　　点**　鹌鹑酥烂，百合鲜嫩，汤汁清鲜，营养滋补。

**功　　效**　鹌鹑含蛋白质、脂肪、无机盐、维生素等，营养和药用价值都很高，有"动物人参"之誉。中医认为，鹌鹑味甘，性平，可补脾益气，健筋骨，对肺结核虚羸少气，体弱久咳有良好的食疗作用；百合含蛋白质、多种生物碱、淀粉、胡萝卜素等，可润肺止咳，清心安神。二者与可养阴润燥，生津止渴的玉竹组合同烹，对肺结核阴虚肺燥、干咳无痰，烦躁失眠等症有食疗作用。

**操作提示**　玉竹下入清水锅后，要先用大火烧开，再改用小火煎煮。炖鹌鹑时，仍用小火。

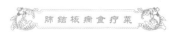

# 35.黄精银耳炖鹌鹑

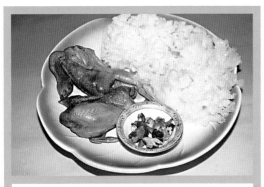

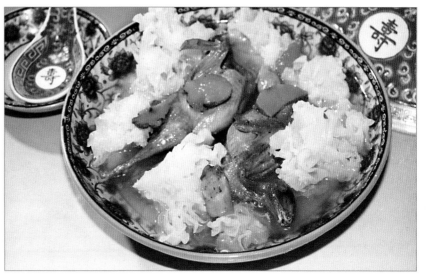

**原　料：**
净鹌鹑2只，水发银耳125克，黄精10克，料酒、葱姜汁各10克，精盐3克，味精1克，汤750克。

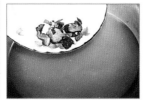

①

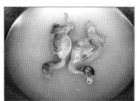

②

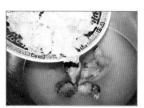

③

**制作步骤**　(1) 将银耳撕成小片。鹌鹑剁去脚爪，下入沸水中焯透捞出。锅内加汤，下入黄精煮约15分钟。
(2) 下入鹌鹑，加入料酒、葱姜汁，煮至鹌鹑五成熟。
(3) 下入银耳，加入精盐，继续炖至鹌鹑熟烂，加入味精，盛入碗内即成。

**特　　点**　鹌鹑酥烂，银耳脆嫩，汤汁清鲜，营养滋补。

**功　　效**　鹌鹑富含蛋白质、多种维生素，胆固醇含量低，营养和药用价值都非常高，有"动物人参"之誉。鹌鹑味甘、性平，能补脾益气，强筋骨，对肺结核虚羸少气，体弱久咳有很好的食疗作用；银耳含蛋白质、脂肪、膳食纤维、多种矿物质、维生素B及多种氨基酸等，可润肺化痰，养阴生津，止血。二者在此与具有补脾润肺、生津止渴作用的黄精组合同烹，适宜于肺结核阴虚肺燥、干咳、咯血等症患者食用。

**操作提示**　黄精入汤锅后，要先用大火烧开，再改用小火煎煮，炖制时，要用小火。

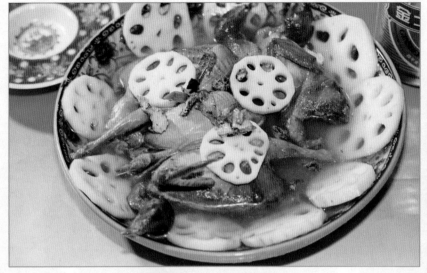

# 36. 鹌鹑炖藕

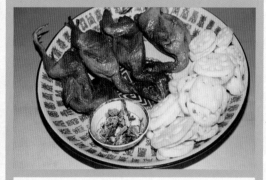

**原　料：**

净鹌鹑 4 只，藕片 200 克，白及 10 克，料酒 10 克，葱姜汁 15 克，精盐 3 克，味精 1 克。

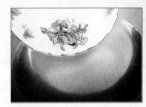 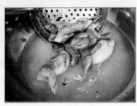 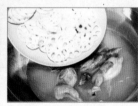

① ② ③

**制作步骤**
(1) 将鹌鹑剁去脚爪，下入沸水锅中焯去血污捞出。锅内加清水 700 克，下入白及煮 10 分钟。

(2) 下入焯好的鹌鹑，加入料酒、葱姜汁炖至七成熟。

(3) 加入精盐继续炖至鹌鹑熟烂。下入藕片，加入味精，装碗即成。

**特　　点**
鹌鹑酥烂，藕片细嫩，汤汁鲜香，营养滋补。

**功　　效**
鹌鹑含有大量蛋白质，多种维生素和矿物质，以及卵磷脂、激素和多种人体所必需的氨基酸，是典型的高蛋白、低脂肪、低胆固醇食品，有"动物人参"之美誉。中医认为，鹌鹑味甘，性平，具有补脾益气，利水除湿，健筋骨的功效，对肺结核虚羸少气，体弱久咳有食疗作用；藕可清热润肺，凉血行瘀；白及味苦、辛，性微寒，入肺、胃、肾经，具有化瘀止血，补肺生肌的功效，有很好的抗结核菌作用。此款菜肴适宜于肺结核体弱久咳、肺热、咯血患者，有较好疗效。

**操作提示**
藕片入汤锅后，即可盛入碗内，不要炖烂。保持生食，才有清热润肺功效。

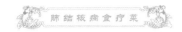

# 37.贝母银耳炖猪肉

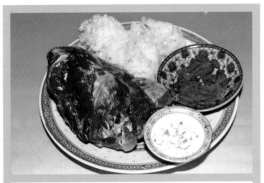

## 原 料:

猪瘦肉 200 克,水发银耳 100 克,枸杞子 20 克,贝母 10 克,料酒 10 克,姜片 15 克,精盐 3 克,味精 1 克,汤 700 克,油 15 克,芝麻油 5 克。

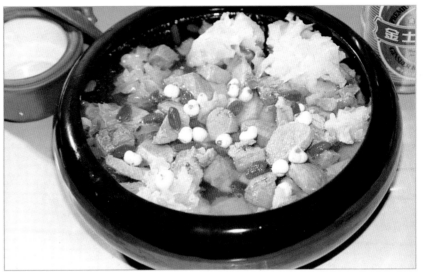

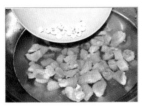

① 

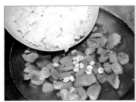

② 

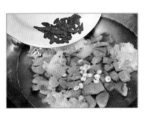

③

**制作步骤** (1) 将银耳撕成小块。猪肉切成块。炒锅内加油烧热,下入姜片炝香,烹入料酒,下入猪肉炒至变色,加汤烧开,撇净浮沫,下入贝母。
(2) 炖至肉七成熟,下入银耳,精盐炖至九成熟。
(3) 下入枸杞子至肉熟烂,加味精,淋入芝麻油,装碗即成。

**特 点** 色泽淡雅,银耳脆嫩,猪肉香烂,汤汁咸香。

**功 效** 猪肉味甘、咸,性平,具有滋阴润燥、补血的功能。对干咳少痰、口噪咽干等症有食疗作用;银耳味甘,性平,归肺、胃经,具有润肺化痰、养阴生津、止血等功效。对肺结核、肺出血所致虚劳咳嗽、痰中带血、虚热口渴等症疗效明显;贝母性寒,味甘,入心、肺经,具有清肺热化痰、止咳、解毒的功效;枸杞子可补肾、润肺。将它们组合同烹,是肺结核属阴虚肺燥症患者的理想药膳。

**操作提示** 猪肉入油锅后,要用中火炒。炖制时,要用小火。

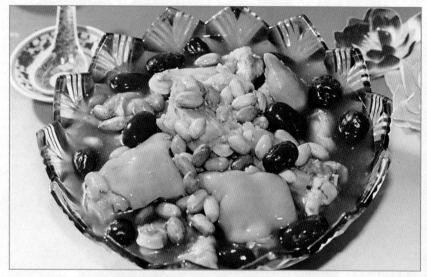

# 38.枣香猪手

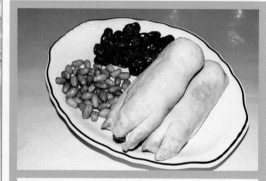

**原　料：**
净猪手2只，大枣、花生各50克，冰糖30克，蒜片、姜片各10克，料酒10克，精盐2克，汤600克，芝麻油10克。

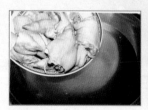　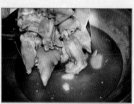　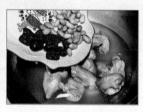

① ② ③

**制作步骤**　(1) 猪手治净，从中间顺骨缝竖着劈开，再从关节处斩成块，下入沸水锅中焯透捞出。花生米用温水泡至胀起。
(2) 锅内放入汤，加入姜片、蒜片、料酒，下入猪手块用大火烧开，改用小火炖至七成熟。
(3) 下入大枣、花生、精盐、炖至熟烂，下入冰糖炖至溶化，加入芝麻油搅匀，出锅盛入汤碗即成。

**特　　点**　猪蹄软糯，花生软嫩，咸甜适口，枣香浓郁。

**功　　效**　猪蹄的营养价值很高，有补血作用。猪蹄中含有的一种胶原蛋白，对人体诸多器官都起着非常重要的作用；花生中所含有的维生素K是一种凝血素，对肺结核咯血有止血作用；大枣营养丰富，可益气养血，并可为肺结核患者提供丰富的维生素C，有助于机体恢复健康。三者在此与具有补中益气，和胃润肺，止咳化痰作用的冰糖同烹食用，可纠正肺结核贫血症状，有利于病人的康复。

**操作提示**　猪手一定要刮净皮上的油脂，以免有异味。

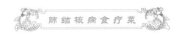

# 39. 山药炖猪手

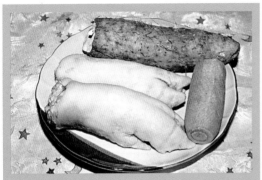

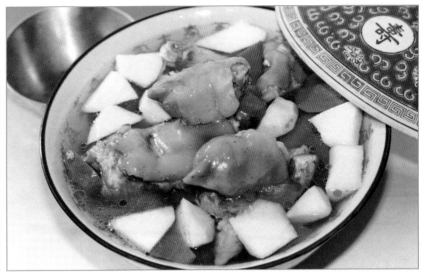

**原　料：**

净猪手2只，山药150克，胡萝卜75克，葱片、姜片、蒜片各10克，料酒15克，精盐3克，味精2克，胡椒粉0.5克，汤800克，芝麻油5克。白糖5克，植物油15克。

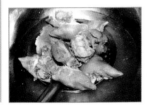

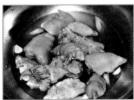

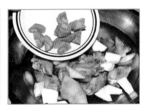

① ② ③

**制作步骤** (1) 猪手治净，顺骨缝竖着顺长剖开，再从关节处斩成块。山药削去外皮，与胡萝卜均切成滚刀块。猪手块下入沸水锅中焯透捞出。

(2) 锅内放植物油烧热，下入葱片、姜片、蒜片炝香，烹入料酒，加汤。下入猪手块用大火烧开，改用小火炖至微熟。

(3) 下入山药块、胡萝卜块、精盐、白糖继续用小火炖至熟烂，加味精、胡椒粉，出锅盛入汤碗，淋入芝麻油即成。

**特　　点** 猪手软糯，出药柔软，汤汁香醇，营养滋补。

**功　　效** 猪蹄营养价值极高，所含有的一种胶原蛋白，可促进人体健康，延年益寿；山药含皂苷、黏液质、胆碱、淀粉、糖蛋白、自由氨基酸、维生素C、多酚氧化酸等，具有健脾补肺，固肾益精的功效；胡萝卜可清热解毒，止咳。三者在此组合同烹食用，可为肺结核患者补充丰富的蛋白质、胶原蛋白及多种维生素，能纠正肺结核贫血症状，对肺热咳嗽有一定疗效。

**操作提示** 猪手一定要刮净皮上的油脂及毛，以免有异味。

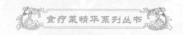

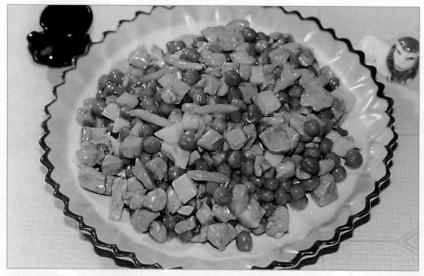

# 40.麦冬青豆炒肉丁

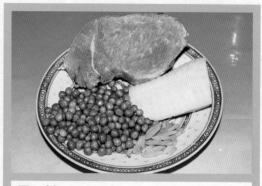

**原　料：**

猪瘦肉150克，青豆100克，冬笋75克，麦冬10克，料酒、葱姜汁各20克，精盐、鸡精各3克，味精2克，湿淀粉15克，汤50克，植物油25克。

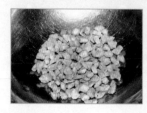 ① 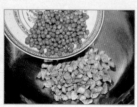 ② 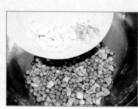 ③

**制作步骤** (1) 猪瘦肉、冬笋均切成丁。猪肉丁用料酒、葱姜汁各10克和精盐1克、湿淀粉5克拌匀上浆。锅内放油烧热，下入肉丁炒至变色。

(2) 下入青豆炒匀。加入汤、鸡精和余下的料酒、葱姜汁炒至微熟。

(3) 下入冬笋丁、麦冬、余下的精盐炒匀至熟，加味精，用余下的湿淀粉勾芡，出锅装盘即成。

**特　点** 色泽淡雅，咸香软嫩，口味独特，营养滋补。

**功　效** 猪肉营养丰富，含有丰富的蛋白质、脂肪、钙、磷、铁、锌、维生素（A、B$_1$、B$_6$、B$_{12}$、D、E、K）等，可滋阴润燥，补血，对肺结核干咳少痰患者有食疗作用；冬笋含蛋白质、糖类、膳食纤维、钙、磷、铁等，可清热化痰；青豆可为肺结核病患者提供丰富的蛋白质和钙、磷、铁。三者在此组合，与具有润肺清心作用的麦冬同烹食用，对肺结核肺阴不足引起的干咳无痰、痰少而黏患者有食疗作用。

**操作提示** 原料丁要切得大小均匀。猪肉丁上浆要匀。

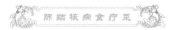

# 41.豆豉蒜苗炒腊肉

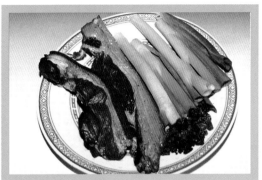

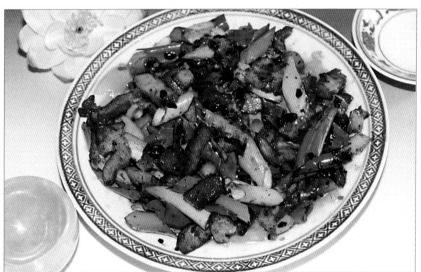

**原 料：**

蒜苗100克，腊肉200克，豆豉25克，料酒、葱姜汁各10克，精盐1克，味精2克，汤30克，湿淀粉10克，花生油20克。

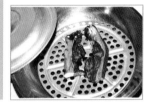

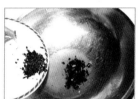

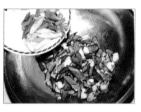

①　　　　　②　　　　　③

**制作步骤**　（1）腊肉入蒸锅内用大火蒸至熟透取出。豆豉剁碎。蒜苗斜切成段。腊肉切成片。
（2）锅内放油烧热，下入豆豉炒香。下入腊肉片炒匀至熟。烹入料酒、葱姜汁汤炒开。
（3）下入蒜苗段、精盐炒匀至熟。加味精，用湿淀粉勾芡，出锅装盘即成。

**特　　点**　色泽红润，肉片香烂，蒜苗脆嫩，豉香浓郁。

**功　　效**　豆豉味苦，性寒，入肺、胃经，具有清热解表，宣郁除烦的功能；蒜苗味辛、甘，性温，入脾、胃、肺经，具有温中健胃，解毒杀虫的功能。现代药理试验证明，蒜苗中含有的大蒜辣素具有抗念球菌属、隐球菌属和须发癣菌等作用。临床上大蒜辣素可治疗百日咳、肺结核等症；腊肉味甘、咸，性平，具有滋阴、润燥、补血的功效，可用于治疗燥咳、热病伤津等症。三者同烹，对肺结核症状表现为咳嗽、低热、身体消瘦患者有较好的食疗作用。

**操作提示**　豆豉、腊肉均用中火炒。下入蒜苗段后，改用大火速炒。勾芡一定要薄。

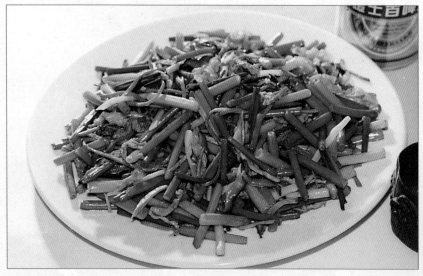

# 42.吉利堂蒜香小炒

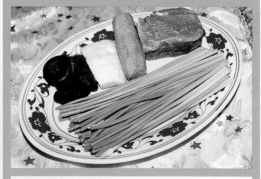

**原　料：**

蒜薹200克，猪瘦肉75克，水发香菇、冬笋、胡萝卜各50克，葱末10克，料酒15克，精盐、鸡精、白糖各3克，味精2克，湿淀粉12克，汤30克，植物油25克。

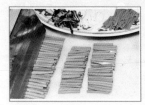　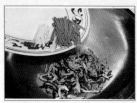　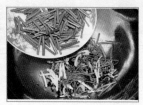

① ② ③

**制作步骤**　(1) 猪瘦肉、胡萝卜、冬笋、香菇均切成丝。蒜薹切成段。猪肉丝用料酒5克、精盐0.5克拌匀腌渍入味，再用湿淀粉2克拌匀上浆。

(2) 锅内放油烧热，下入葱末炝香，下入肉丝用小火炒至变色，下入香菇丝、余下的料酒炒匀。下入胡萝卜丝、冬笋丝炒匀。

(3) 下入蒜薹段、汤、余下的精盐、鸡精、白糖炒匀至熟，加味精，用湿淀粉勾芡，出锅装盘即成。

**特　　点**　色彩斑斓，咸香脆嫩，蒜香浓郁，营养丰富。

**功　　效**　蒜薹含少量蛋白质、少量碳水化合物、维生素、矿物质、大蒜辣素、挥发油等，对结核杆菌有明显的杀灭作用；香菇中含有干扰素诱生剂，可以诱导人体内产生干扰素，可以防治病毒的传染；猪瘦肉含有丰富的蛋白质、维生素B族和铁等，可滋阴润燥、补血；胡萝卜可清热解毒，止咳；冬笋可清热化痰，除烦解渴。多者在此组合同烹成菜，对肺结核肺热痰咳、咯血等症有食疗作用。并有效杀灭结核杆菌，促进机体康复。

**操作提示**　下入蒜薹段后，改用大火速炒。

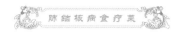

# 43. 猪肝炒山药

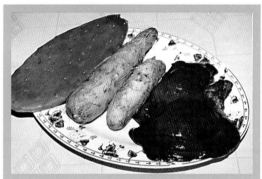

**原　料：**

鲜猪肝225克，山药150克，仙人掌100克，料酒、葱姜汁各20克，精盐、鸡精各3克，味精2克，胡椒粉0.5克，湿淀粉15克，汤40克，植物油800克。

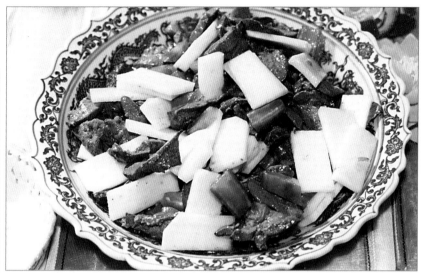

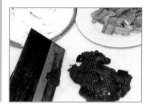
①

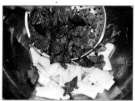
②

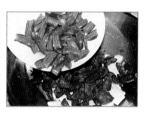
③

**制作步骤** (1) 山药、仙人掌均削去外皮，切成长方形片。猪肝切成抹刀片，用料酒、葱姜汁各10克和精盐1克拌匀腌渍入味，再用湿淀粉5克拌匀上浆，下入烧至四成热的油中滑散至熟，倒入漏勺。

(2) 锅内放油20克烧热，下入山药片煸炒，下入猪肝片，加汤。

(3) 下入仙人掌片炒匀，加入鸡精和余下的料酒、葱姜汁、精盐炒匀至熟，加味精、胡椒粉，用余下的湿淀粉勾芡，出锅装盘即成。

**特　点** 色彩分明，猪肝软嫩，山药软面，咸香清鲜。

**功　效** 猪肝中富含蛋白质、卵磷脂和微量元素，尤以铁的含量极为丰富，具有养血功能；山药中含有丰富的营养成分，具有健脾、补肺、固肾、益精的功能；仙人掌富含维生素（C、A原）、铁、钙、锌、铜、磷等营养成分，有抑菌抗炎作用。三者在此组合同烹食用，可为肺结核患者补充丰富的营养，常吃有利于肺结核病的早日康复。

**操作提示** 猪肝片要用小火滑制，掌握好油温。

# 44.清蒸羊排

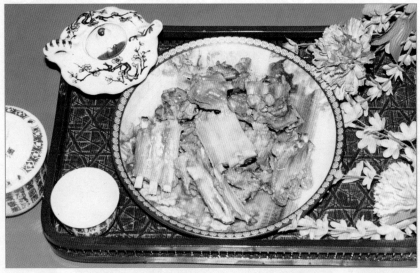

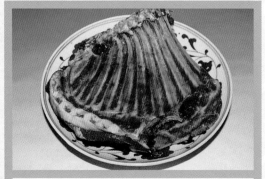

**原　料：**
羊排骨500克，料酒20克，精盐、鸡精各
3克，味精1克，汤150克，湿淀粉10克，
香油10克，葱段20克。

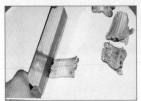 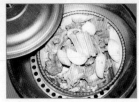 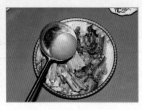

① ② ③

**制作步骤**　(1) 将羊排骨下入冷水锅内煮开捞出，剁成块。
(2) 羊排块放入盘内，放上葱段、鸡精、料酒，蒸至熟烂取出。
(3) 去掉葱段，汤汁沥入炒锅，加汤、精盐烧开，加味精，勾芡，淋入香油，浇在羊排上即成。

**特　　点**　羊排软烂，清淡鲜香。

**功　　效**　羊肉味甘，性温，具有助元阳、补精血、治虚劳的功能。现代研究证明，羊肉富含高质量蛋白质、铁、磷等。羊肉脂肪中胆固醇含量低，所以对肺结核、气管炎、贫血等症患者有益；羊肉所含的维生素（$B_1$、$B_6$）能减少抗结核药的不良反应。据报道，羊很不易得肺病，抗肺病能力很强，所以吃羊肉对肺病有防治作用。此款菜肴对肺结核血虚气衰者有较好的食疗效果。但阴虚肺燥症患者不宜进食。

**操作提示**　蒸时要用大火。时间可视羊排老嫩而定。

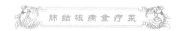

# 45.吉利堂荷包羊肉

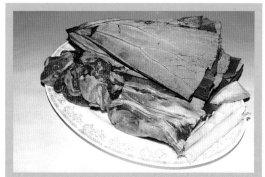

**原　料：**

羊肉 600 克，荷叶 3 张，葱、姜各 20 克，料酒、酱油各 15 克，精盐 3 克，味精 2 克，胡椒粉 1 克，芝麻油 10 克，红糖 10 克。

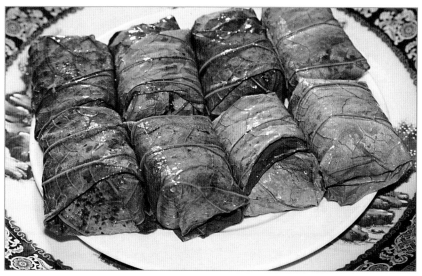

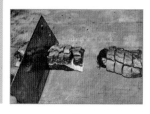

①

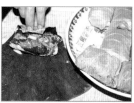

②

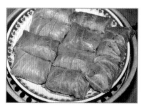

③

**制作步骤**　（1）葱、姜均切成小薄片。荷叶剪裁成扇型的片。羊肉每间隔 1 厘米深剞一刀，再切成块。

（2）羊肉放入容器内，加入葱片、姜片、料酒、酱油、精盐、味精、胡椒粉、红糖拌匀腌渍入味后，取一荷叶片，刷上一层芝麻油，放入羊肉卷起，折叠包严包成羊肉包，放入盘内。

（3）入蒸锅内蒸至熟透取出，摆入盘内即成。

**特　　点**　酥烂香醇，咸甜鲜美，荷叶香浓，营养滋补。

**功　　效**　羊肉富含优质量的蛋白质、还含有丰富的铁、磷、维生素（$B_{12}$、$B_6$）、生物素、尼克酸、泛酸、硫胺素等营养成分，可使体内形成免疫球蛋白，并纠正贫血症状。所含维生素$B_1$、$B_6$能减少抗结核药的不良反应，而且羊肉脂肪中胆固醇含量低。羊肉对肺结核有防治作用。羊肉与具有清暑利湿，升阳止血作用的荷叶同烹，使此款菜肴成为能促进肺结核患者早日康复的佳肴，同时对肺结核咯血患者有一定疗效。但肺实热咳嗽者不宜食用。

**操作提示**　羊肉剞刀时，要深剞羊肉的五分之四，但不要剞断。

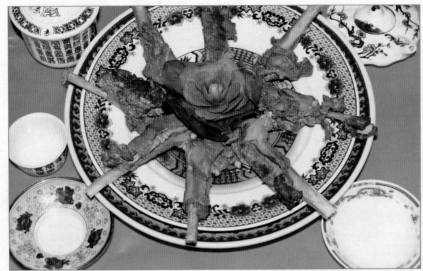

# 46.杜仲手把羊肉

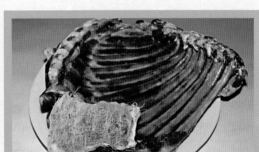

**原　料：**
羊排骨600克，葱段、姜块各25克，药料包（内装杜仲12克，八角、桂皮、陈皮各3克）1个，料酒20克，精盐5克，酱油15克。

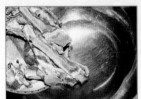
①

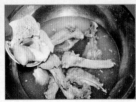
②

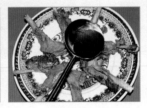
③

**制作步骤**
(1) 将羊排骨顺剖成条，再剁成长段。
(2) 锅内加清水，下入羊排煮开，撇净浮沫。加入酱油。
(3) 加入料油、精盐、药料包、葱、姜（拍松），煮至熟烂，捞出装盘。
(4) 取煮肉原汤100克浇在肉上，食用时可根据个人的口味配辣椒油、韭菜花、蒜泥、腐卤汁等佐食。

**特　　点** 软烂肥糯，香浓味美，制作简单，风味独特。

**功　　效** 羊肉含有高质量的蛋白质、脂肪、钙、磷、铁、维生素（$B_1$、$B_2$、$B_{12}$、$B_6$）、烟酸等，其中维生素（$B_1$、$B_6$）能减少抗结核药物的不良反应。羊肉脂肪中胆固醇含量低，对肺结核患者有益。中医认为，羊肉味甘，性温，具有补气养血，温中暖肾的功能。羊肉与具有补肝肾、壮腰膝功能的杜仲同烹成菜，可补肾纳气，益肺养血，适宜于肺结核气血两虚患者食用。但阴虚肺燥症患者不宜进食。

**操作提示** 羊肉要用小火慢煮，随时撇去汤中的浮沫。

# 47.川贝炖羊肉

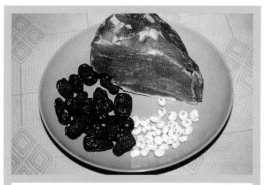

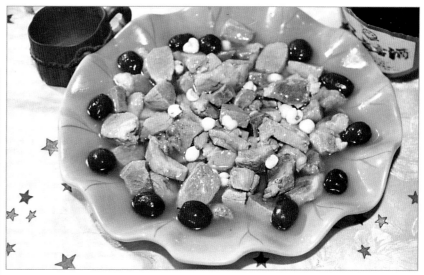

**原　料：**

羊肉300克，红枣50克，川贝15克，料酒、葱段、姜片各10克，精盐3克，味精1克，清汤750克，花生油20克，胡椒粉0.5克。

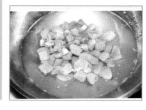
①

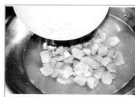
②

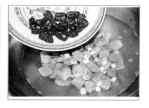
③

**制作步骤**　(1) 将羊肉切成块。炒锅内加花生油烧热，下入葱段、姜片炝香，下入羊肉块煸炒至变色，加入清汤烧开，撇净浮沫。

(2) 下入川贝、料酒炖至羊肉五成熟。

(3) 下入红枣、精盐炖至羊肉熟烂，加入味精、胡椒粉，出锅装碗即成。

**特　点**　羊肉软烂，汤汁香醇，枣香浓郁，营养滋补。

**功　效**　羊肉味甘，性温，含有丰富的蛋白质、脂肪、钙、磷、铁等，可助元阳，补精血，治虚劳；贝母味甘，性寒，可清肺热化痰、止嗽、解毒；大枣味甘，性温，可益心润肺，益气养血，对肺病、咳嗽等症有食疗作用。三者组合同烹食用，可纠正肺结核贫血症状，对肺结核热咳有一定疗效。

**操作提示**　要用小火炖制。

# 48. 三色羊百叶

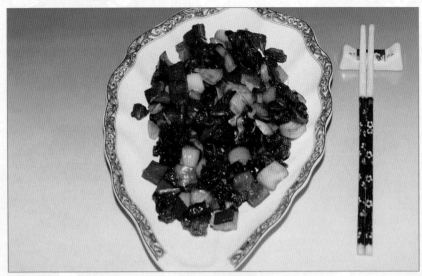

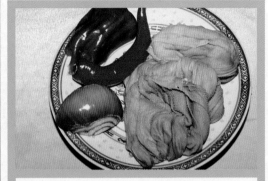

**原 料:**

鲜羊百叶300克，青椒、红椒、洋葱各50克，料酒、酱油、葱姜汁各15克，精盐3克，味精2克，胡椒粉0.5克、湿淀粉10克，汤20克，植物油500克，面粉25克。

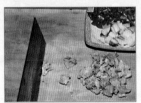 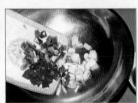 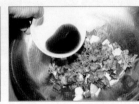

①　　　　　②　　　　　③

**制作步骤**　(1) 青椒、红椒、洋葱均切成小丁。羊百叶切成小块，用料酒、葱姜汁各5克和精盐1克拌匀腌渍入味，再沾匀面粉。

(2) 锅内放油烧至五成热，下入羊百叶块炸透捞出。锅内留油20克烧热，下入洋葱丁、青椒丁、红椒丁炒匀至熟。

(3) 下入羊百叶块，烹入用余下的调料（不含植物油）兑成的芡汁翻匀，出锅装盘即成。

**特　　点**　色泽红润，百叶酥嫩，咸香鲜美，营养丰富。

**功　　效**　羊百叶含蛋白质、脂肪、钙、磷、尼克酸、维生素（A、B₁、B₂）等，能补虚，健脾胃；青椒、红椒均富含维生素C；洋葱含蛋白质、苹果酸盐、多糖、胡萝卜素、钙、磷、铁、硒、维生素（B、C），其中钙的含量相当高，而结核病痊愈过程中出现钙化，需要大量的钙。四者在此组合同烹食用，可为肺结核患者补充丰富的蛋白质、维生素B族、维生素C和丰富的钙、磷等，促进患者康复。

**操作提示**　原料丁要切得大小均匀。要用大火炒制。

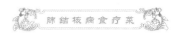

# 49. 胡萝卜烧羊肚

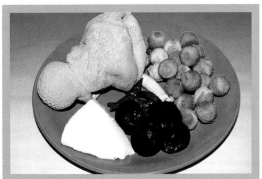

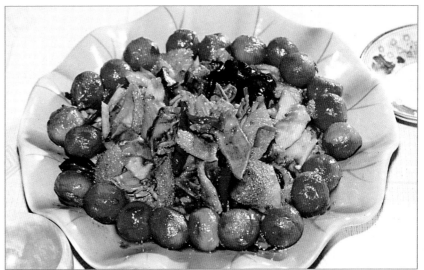

**原　料：**

胡萝卜（挖球）、熟羊肚各300克，冬笋、水发香菇各30克，姜片、蒜片、葱丝、红干椒各10克，酱油、料酒各15克，精盐、排骨精各3克，味精1克，湿淀粉、芝麻油各10克，汤400克，豆油25克。

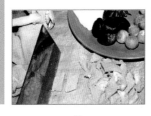
①

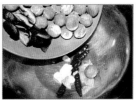
②

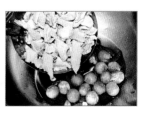
③

**制作步骤**　(1) 将熟羊肚切成菱形块。香菇、冬笋均切成片。将肚片下入沸水锅内焯透捞出。
　　　　　　(2) 锅内放豆油烧热，下入姜、蒜片、红干椒炝香，下入香菇、胡萝卜球，加料酒、酱油、汤烧开。
　　　　　　(3) 下入肚片、排骨精、精盐、冬笋片烧至熟烂，汤浓时加葱丝、味精，用湿淀粉勾芡，淋芝麻油装盘即成。

**特　　点**　软烂香浓，柔韧爽口，咸鲜香美。

**功　　效**　羊肚含蛋白质、脂肪、钙、磷、铁、维生素（$B_1$、$B_2$）、尼克酸等成分。具有补虚、健脾胃的功能，对虚劳羸瘦、盗汗、尿频等症有一定疗效；胡萝卜含丰富的胡萝卜素、维生素（$B_1$、$B_2$）、叶酸、钙、硼、磷、铜、铁、氟、锰、甘露醇等，可下气止咳、清热解毒，对肺热咳嗽有一定疗效；冬笋含蛋白质、糖类、膳食纤维、钙、磷、铁等，具有清热化痰、利膈爽胃等功能，对痰热咳嗽有一定疗效；香菇是一种高蛋白低脂肪的保健食，含有蛋白质、脂肪、膳食纤维和维生素（$B_1$、$B_2$、C）及钙、磷、铁等。据报道，香菇对肺结核、糖尿病等症有防治作用。四者组合，是肺结核病患者的保健菜肴。

**操作提示**　大火烧开后改小火慢烧。

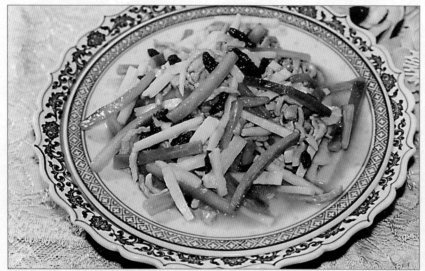

# 50.枸杞双丝炒鹿肉

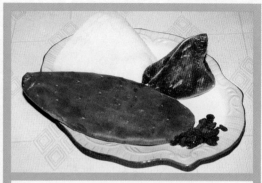

**原　料：**

仙人掌、冬笋各200克，鹿肉100克，枸杞子10克，料酒、葱姜汁各15克，精盐、鸡精各3克，味精2克，湿淀粉13克，汤25克，植物油25克。

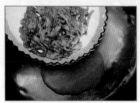 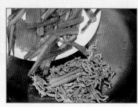 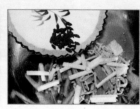

① ② ③

**制作步骤**　(1) 仙人掌削去外皮，与冬笋、鹿肉均切成丝。鹿肉丝用料酒、葱姜汁各5克和精盐1克拌匀腌渍入味，再用湿淀粉3克拌匀上浆。锅内放油烧热，下入肉丝炒至变色。

(2) 下入仙人掌丝略炒，下入冬笋丝、鸡精、汤和余下的料酒、葱姜汁、精盐炒匀至熟。

(3) 下入枸杞子、味精炒匀，用余下的湿淀粉勾芡，出锅装盘即成。

**特　　点**　肉丝软嫩，双丝脆嫩，咸香清鲜，营养滋补。

**功　　效**　鹿肉营养丰富，营养成分与牛肉相似，是一种高蛋白、低脂肪的肉食，具有补五脏，调血脉，强筋骨的功效，对肺结核气血两虚患者有很好的补益作用；冬笋含蛋白质、糖类、钙、磷、铁等，具有清热化痰的功能；仙人掌含有丰富的维生素（A原、C），铁的含量也很丰富，有抑菌抗炎作用。三者在此与具有润肺止咳作用的枸杞子组合同烹，是肺结核患者的一款营养丰富的冬季保健菜肴。

**操作提示**　鹿肉丝用小火炒，下入仙人掌丝后，改用中火炒。勾芡要薄。

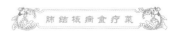

# 51.吉利堂酱驴肉

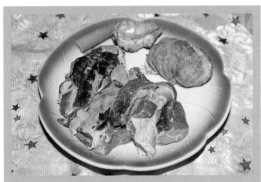

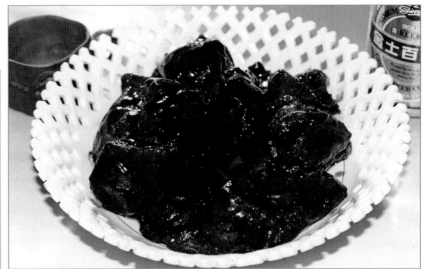

**原  料：**

驴肉800克，药包1个（内装黄精20克，肉桂、八角各3克，花椒2克，陈皮5克），葱段20克，姜片25克，料酒、酱油（老抽）各15克，精盐5克，红糖10克，味精2克，湿淀粉10克，清汤1 000克，芝麻油10克。

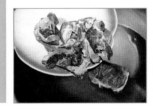

① 

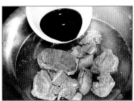

②

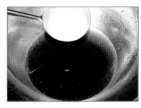

③

**制作步骤** (1) 驴肉切成略大的方块。锅内放入清汤，下入药包、驴肉块、葱段、姜片用大火烧开，撇净浮沫，改用小火略煮。

(2) 加入料酒、酱油、精盐、红糖继续用小火煮至熟烂，将驴肉块取出，放入碗内。药包、葱段、姜片取出不用。

(3) 锅内汤汁收浓，加味精，用湿淀粉勾芡，淋入芝麻油炒匀，出锅浇在碗内驴肉块上即成。

**特  点** 色泽酱红，酥烂醇香，咸甜适口，瘦而不柴。

**功  效** 驴肉是典型的高蛋白低脂肪食物，具有补气养血，益精壮阳，滋阴补肾，利肺的作用。可纠正肺结核贫血症状，红糖除含有蔗糖外，还含有叶绿素、叶黄素、胡萝卜素、铁质、锰、锌、核黄素、尼克酸等成分。可益气、补血、破瘀、散寒、止痛；黄精味甘，性平，入脾、肺、肾经，具有润肺滋阴，补脾益气的功能。三者组合同烹食用，可滋肺、补肾、益气、养血，对肺结核肺气两虚患者有较好的食疗效果。

**操作提示** 收汁时，要用大火。勾芡要稠稀适中。

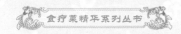

# 52.菊花肉丝蒜薹

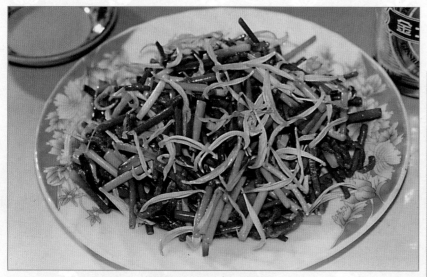

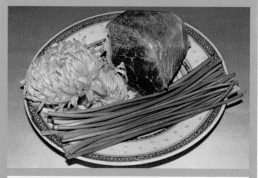

**原　料：**

鲜菊花 10 克，蒜薹 275 克，驴肉 100 克，料酒 15 克，葱姜汁 10 克，精盐 3 克，味精 2 克，白糖 5 克，湿淀粉 12 克，汤 30 克，植物油 25 克。

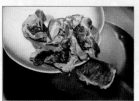 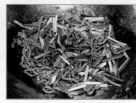 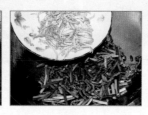

① ② ③

**制作步骤**　（1）鲜菊花撕成花瓣状。蒜薹切成段。驴肉切成丝，用葱姜汁、料酒 5 克、精盐 1 克、湿淀粉 2 克拌匀上浆。锅内放油烧热，下入肉丝用小火炒至断生。

（2）下入蒜薹改用大火炒匀，加汤和余下的料酒、精盐炒至微熟。

（3）下入菊花、白糖、味精炒匀，用余下的湿淀粉勾芡，出锅装盘即成。

**特　　点**　蒜薹脆嫩，肉丝滑嫩，咸香适口，菊花香浓。

**功　　效**　蒜薹含蛋白质、大蒜辣素、钙、磷、铁、挥发油等，有很强的抗菌消炎作用，对肺结核、化脓性软组织感染等疾病有一定疗效；驴肉是典型的高蛋白、低脂肪肉类食品。中医认为，驴肉味甘、酸，性平，可补气养血，滋阴补肾，利肺。二者在此与可清热解毒的菊花组合同烹，适宜于肺结核肺热、咯血患者食用，并对结核杆菌等有明显的抑制或杀灭作用。

**操作提示**　菊花瓣要放入清水中浸泡 10 分钟左右。勾芡要薄而匀。

# 53.玉竹陈皮烧兔肉

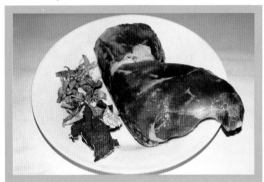

**原　料：**

玉竹、陈皮各12克，兔肉400克，料酒、酱油、葱姜汁各10克，精盐、鸡精各3克，味精2克，胡椒粉0.5克，湿淀粉10克，清汤400克，芝麻油10克。

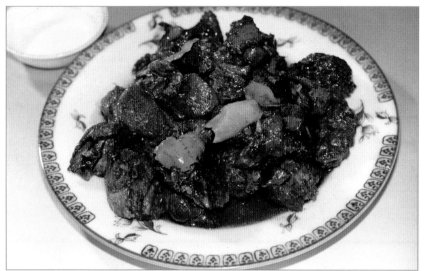

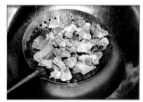 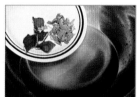 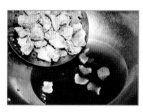

① ② ③

**制作步骤**　(1) 兔肉剁成块，下入沸水锅中焯去血污捞出。

(2) 锅内放入清汤，下入陈皮、玉竹用大火烧开，改用小火煎煮10分钟左右。加入料酒、葱姜汁、酱油。

(3) 下入兔肉块烧开，用小火炖至七成熟。加入精盐、鸡精，炖至熟烂。收浓汤汁，加味精、胡椒粉，用湿淀粉勾芡，出锅装盘即成。

**特　　点**　色泽红润，兔肉香烂，咸香鲜美，营养丰富。

**功　　效**　兔肉含蛋白质、少量脂肪、硫、钾、磷、钠等，其中蛋白质的含量高于牛肉、羊肉和猪肉，而脂肪含量则大大低于羊肉、猪肉，具有含蛋白质高、脂肪少、胆固醇低的特点，可为肺结核患者补充丰富的蛋白质，并纠正贫血症状；玉竹味甘，性微寒，具有养阴润燥，生津止渴的功效；陈皮味辛、苦，性温，具有理气健脾，燥湿化痰的功效。三者在此组合同烹，可止咳化痰，除燥生津，对肺结核肺燥所致咳嗽痰稠等症患者有食疗作用，并可促进康复。

**操作提示**　焯兔肉块时，要用大火。收汁时，要用中火。

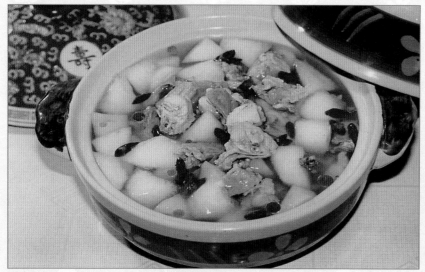

# 54.枸杞冬瓜兔肉煲

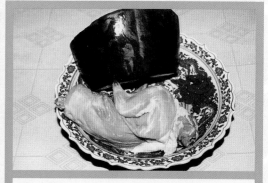

**原　料：**

兔肉400克，冬瓜300克，枸杞子15克，料酒、葱姜汁各10克，精盐、鸡精各3克，味精2克，胡椒粉0.5克，清汤700克，芝麻油5克。

① 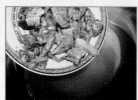　② 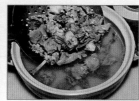　③

**制作步骤**　(1) 冬瓜削去外皮，挖去瓜瓤，切成滚刀块。兔肉剁成块。
(2) 兔肉块下入沸水锅中焯去血污捞出。沙锅内放入清汤，加入料酒、葱姜汁。
(3) 下入兔肉块烧开，炖至微熟，下入冬瓜块，加入鸡精、精盐炖至熟烂。下入枸杞子、加味精、胡椒粉略炖，淋入芝麻油即成。

**特　　点**　色泽鲜亮，兔肉香烂，冬瓜鲜嫩，汤汁醇美。

**功　　效**　冬瓜含糖类、蛋白质、维生素（B族、C）、膳食纤维、钙、磷、铁等，可清热化痰，除烦止渴；兔肉具有含蛋白质高、脂肪少、胆固醇低的特点，而且兔肉细嫩，易于消化，可为肺结核病患者提供丰富的蛋白质。二者在此与具有润肺止咳作用的枸杞子同烹食用，对肺结核痰热咳喘患者有很好的食疗作用，并可为肺结核患者补充丰富的蛋白质、维生素（$B_1$、$B_2$、C），有助于机体的康复。

**操作提示**　兔肉块入汤锅后，要先用大火烧开，再改用小火炖制。

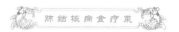

# 55.枸杞百合银耳汤

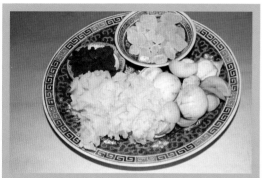

**原　料：**

枸杞子 20 克，水发银耳、百合各 100 克，冰糖 30 克，精盐 1 克，清汤 500 克。

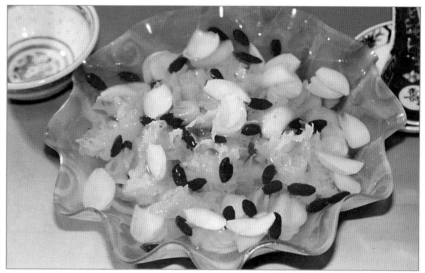

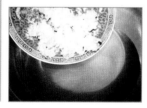

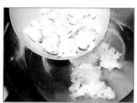

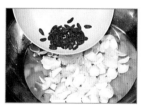

① ② ③

**制作步骤**　(1) 百合掰成瓣状。银耳撕成小片。锅内放入清汤，下入银耳烧开。

(2) 下入百合、精盐烧开，炖至百合熟透。

(3) 下入枸杞子、冰糖烧开，炖至冰糖溶化，出锅盛入汤碗即成。

**特　　点**　百合脆嫩，银耳爽脆，汤汁甜润，营养滋补。

**功　　效**　百合含蛋白质、多种生物碱、淀粉、胡萝卜素等，具有润肺止咳，清心安神的功能；银耳含蛋白质、碳水化合物、膳食纤维、维生素B族及多种氨基酸和多种矿物质，具有润肺化痰、养阴生津、止血的功效；冰糖含葡萄糖、果糖、蛋白质、钙、铁、维生素$B_1$等，可和胃润肺，止咳化痰。三者配以可润肺止咳的枸杞子同烹食用，对肺结核久嗽、痰中带血、干咳、咯血、咽干口渴等症有较好的食疗作用。

**操作提示**　银耳片要撕得碎一些，要用中火炖制。

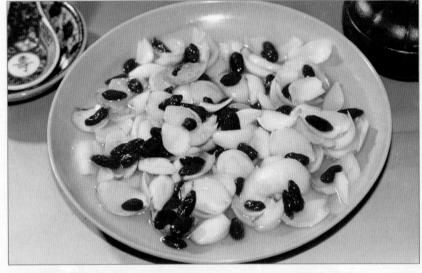

# 56. 蜜汁蒸百合

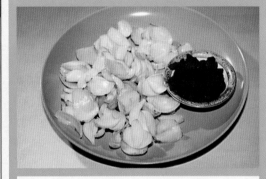

**原料：**
百合200克，枸杞子20克，蜂蜜25克。

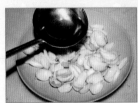 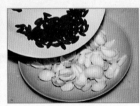 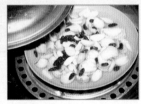

①　　　　　②　　　　　③

**制作步骤**　(1) 将百合掰洗干净，放入容器内，加入蜂蜜拌匀。
　　　　　　(2) 将枸杞子洗净，放在百合上，同蜂蜜一起拌匀。
　　　　　　(3) 拌好的百合、枸杞子放入蒸锅内蒸10分钟，取出即可食用。

**特　　点**　色彩明朗，百合鲜嫩，甜润适口，营养滋补。

**功　　效**　百合含蛋白质、多种生物碱、淀粉、胡萝卜素等，可润肺止咳、清心安神；枸杞子含胡萝卜素、硫胺素、核黄素、烟酸、抗坏血酸、甜菜碱、钙、磷、铁等，可补肝明目，润肺止咳。二者与具有补中润燥，解毒止痛作用的蜂蜜组合食用，对肺结核肺燥咳嗽、咳唾痰血等症有食疗作用。

**操作提示**　要用大火蒸制。

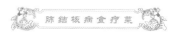 

# 57.吉利堂雪梨汤

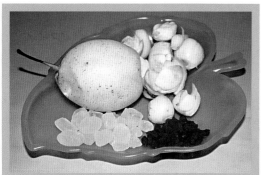

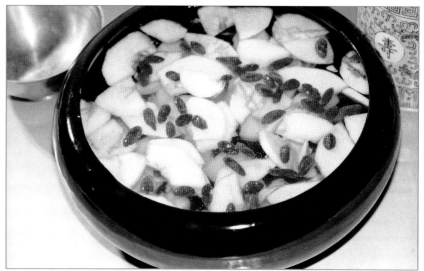

**原　料：**

枸杞子20克，雪梨1只，百合100克，冰糖30克，精盐1克，清汤600克。

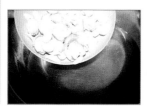
①

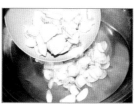
②

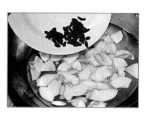
③

**制作步骤**　(1) 百合掰成叶片状。雪梨削去外皮、去核，切成片。锅内放入清汤，下入百合烧开。

(2) 下入梨片、精盐烧开略炖。

(3) 下入枸杞子、冰糖炖至冰糖溶化，出锅盛入汤碗即成。

**特　　点**　色泽鲜亮，百合脆嫩，汤汁甜润，营养滋补。

**功　　效**　百合含蛋白质、多种生物碱、淀粉、胡萝卜素等，可润肺止咳，清心安神；雪梨含蔗糖、果糖、磷、钙、铁、维生素（C、B族）等，可清热生津，润燥化痰；枸杞子可润肺止咳。三者与可补中益气、和胃润肺、止咳化痰的冰糖组合同烹，对肺结核肺虚久嗽、咯血、咽干口渴等症有较好的食疗作用。

**操作提示**　要用中火炖制，枸杞子炖制时间不宜过长。

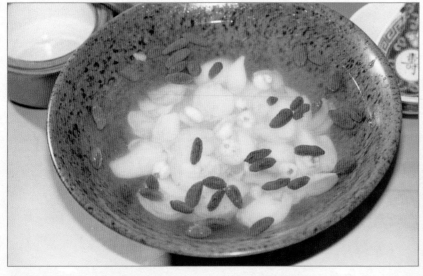

# 58. 贝母百合汤

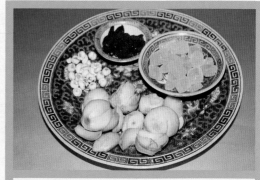

**原　料：**
百合150克，贝母、枸杞子各15克，冰糖30克。

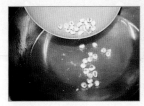 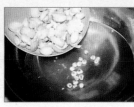 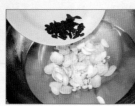

①　　　　②　　　　③

**制作步骤**　(1) 将百合逐片掰开，用清水洗净。锅内加清水600克，下入贝母煮约15分钟。
(2) 下入洗好的百合，加入冰糖，煮至冰糖溶化，百合微熟。
(3) 下入洗好的枸杞子，继续煮至百合熟透，出锅装碗即成。

**特　　点**　百合鲜嫩，汤汁甜润，营养滋补。

**功　　效**　百合含蛋白质、多种生物碱、淀粉、胡萝卜素等，可润肺止咳，清心安神；冰糖含蔗糖，可补中益气，和胃润肺，止咳化痰；枸杞子可滋补肝肾，润肺止咳；贝母可清肺热，化痰，止嗽。几者组合同烹食用，对肺结核阴虚肺燥、干咳少痰、肺虚久咳、咯血、心神不安等症有食疗作用。

**操作提示**　要用中火煮制。

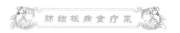

# 59.皮蛋拌腐竹

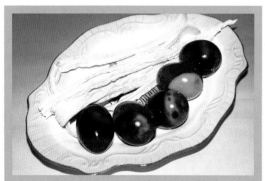

**原　料：**
皮蛋（松花蛋）5个，水发腐竹150克，葱姜汁、料酒、姜末、芝麻油各10克、蒜末2克，醋8克，精盐4克、味精2克、清汤300克。

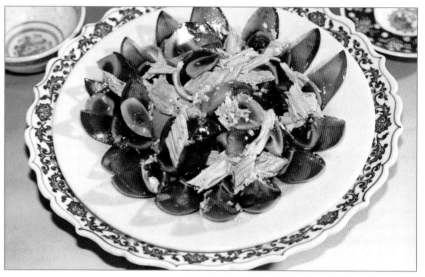

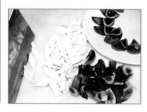　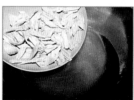　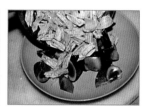

① ② ③

**制作步骤**　(1) 将皮蛋切成桔瓣块。腐竹斜切成段。
(2) 锅内加清汤，料酒、葱姜汁、精盐2克烧开，加入味精1克，下入腐竹氽熟捞出。
(3) 将腐竹放在皮蛋上，加姜末、蒜末、余下的精盐、味精、醋、芝麻油拌匀，装盘即成。

**特　　点**　皮蛋细腻浓香，腐竹筋软醇美。

**功　　效**　皮蛋味咸、涩，性凉，具有补阴清热，润肺生津的功能，含有蛋白质、脂肪、维生素$B_2$、铁、钙等营养物质，对热咳、胸闷等症有食疗作用。腐竹是豆制品中的高营养食物，含维生素（$B_1$、$B_2$、C）、脂肪、蛋白质、糖类、钙、磷、铁等营养物质。其味甘，性凉，具有清热解毒，止咳消痰等功效，对肺热咳嗽、气血不足等症均有食疗作用。二者组合食用，可润肺化燥，益胃生津，是肺结核患者的营养保健菜肴。

**操作提示**　切皮蛋时，在刀口的两边刷上一些芝麻油，以保证皮蛋块完整无损。

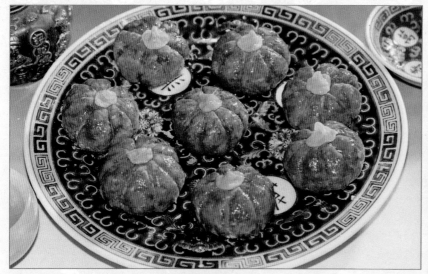

# 60. 枣泥"南瓜"

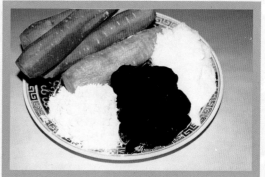

**原　料：**
胡萝卜500克，面粉、淀粉各75克，冰糖30克，枣泥300克，花生油20克，芝麻油10克，绿色食用色素2克。

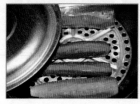 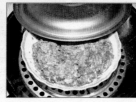 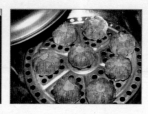

① ② ③

**制作步骤**　(1) 胡萝卜放入蒸锅内，用大火蒸至熟烂取出，放入容器内捣成细泥状。冰糖用30克开水溶化。将25克淀粉内加入食用绿色素和适量温水和匀成绿色淀粉团。

(2) 胡萝卜泥内加入面粉、余下的淀粉冰糖水、花生油和匀，入蒸锅内，用大火蒸至六成熟时取出晾凉，揉成团，搓成长条，揪成剂子。

(3) 取一剂子按扁，放上枣泥馅，收口捏严，团成圆球状，略按扁，用刀压成南瓜花纹。将绿色淀粉团制成蒂，逐一放在制成的南瓜生坯上，摆入蒸锅，用大火蒸20分钟左右，至熟透取出，摆入盘内，刷上一层芝麻油即成。

**特　　点**　形态逼真，皮面软嫩，馅心甜润，营养丰富。

**功　　效**　胡萝卜含丰富的胡萝卜素，维生素（$B_1$、$B_2$）、叶酸，多种氨基酸，糖类及多种矿物质。中医认为，胡萝卜味甘，性平，入脾、肝、肺经，具有健脾消食，清热解毒，下气止咳的功效；枣泥味甘，性温，可益心润肺，益气生津，养血安神。二者与具有补中益气，和胃润肺、止咳化痰功效的冰糖组合食用，对肺结核低热、久咳不止等患者有食疗作用。

**操作提示**　胡萝卜泥一定要捣得细腻些。